KB187353

증상별로 마시는 동의보감 한방약술

증상별로 마시는
동의보감
한방약술

엮은이 | 중의한방연구회
사진 | 김완규(야생화사진가)
펴낸곳 | 지식서관
펴낸이 | 이홍식
디자인 | 윤영화
등록번호 | 1990. 11. 21. 제96호
주소 | 경기도 고양시 덕양구 고양동 31-38
전화 | 031)969-9311 (대)
팩스 | 031)969-9313

초판 1쇄 발행일 | 2021년 9월 5일

증상별로 마시는
동의보감
한방약술

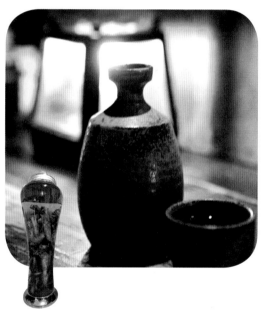

중의한방연구회 엮음
사진 김완규(야생화사진가)

지식서관

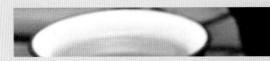

차례

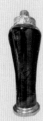
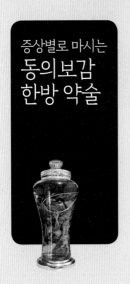

증상별로 마시는
동의보감
한방 약술

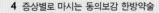

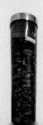

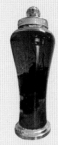
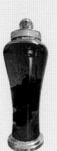

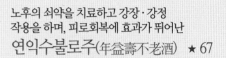
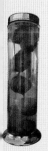
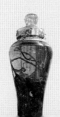

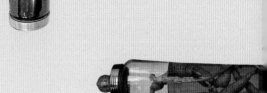

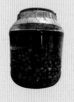

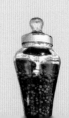

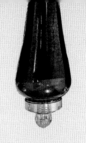

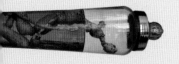

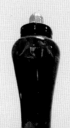

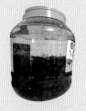
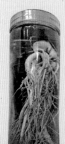

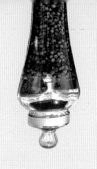

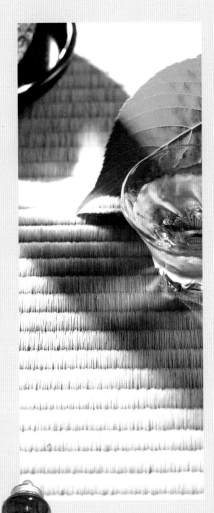

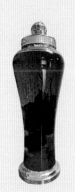

질병을 치료하고 건강을 지키는 약술, 어떻게 만들까?

1. 술의 효용

몸에 좋은 약재로 담근 약술, 식전의 한 잔, 식후의 한 잔으로 하루의 피로가 풀리고 새로운 스태미나가 솟는다. 뿐만 아니라 정신을 맑게 하고, 마음을 안정시켜 준다. 이렇게 우리 몸과 마음에 힘을 주는 약술은 어떻게 만들까?

술은 적당한 양을 마시면 보약이지만 과음하게 되면 독주가 된다고 했다. 따라서 약이 되고 독이 되는 이중성을 가지고 있다.

- 위벽을 자극하여 위액의 분비를 촉진시켜 소화를 돕고 식욕을 증진시킨다.
- 중추신경을 흥분시키고 두뇌의 작용을 진정시켜 잡념을 없애 주고 스트레스를 해소시킨다.
- 말초 혈관을 확장케 하고 혈액의 순환을 순조롭게 해서 피곤

을 덜어주고 수면을 돕는다.

- 맛과 향기를 즐기면서 효능마저 향수할 수 있다.

2. 술의 종류

● 양조주

곡류나 과일 등의 재료를 이용해서 자연 그대로 발효시킨 술을 말한다. 탁주, 약주, 청주, 과실주, 맥주 등이다.

● 증류주

각종 재료를 이용해서 발효시킨 술을 다시 증류시켜 만든 술로 서 소주, 위스키 등이다.

● 혼성주, 재제주

양조주나 증류주에 과실, 꽃, 잎, 뿌리를 첨가하여 만든 술로서 포도주, 인삼주 등이다.

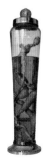

3. 약술의 특성

약이 되는 술, 즉 약술이란 약이 되게끔 만든 술이다. 따라서 일 반 술과는 그 만드는 법이 다르다. 약술은 체내에 흡수가 빠르므로 짧은 시간에 효과를 올릴 수 있으며 혈액순환을 촉진시켜 말초 혈관까지 유효 성분을 보낼 수 있다. 따라서 생약의 양이 적어도 효과를 배가할 수 있다.

4. 약술을 담그기 위한 준비 사항

✚ 재료의 선택 방법

약재는 오래 묵지 않은 것이 좋다. 오랫동안 묵힌 약재는 향이나 약효 성분이 제대로 녹아나오지 않는다.

● 뿌리를 이용하려면

뿌리는 채취하여 물에 깨끗이 씻어 겉껍질을 깎아낸다.

잔뿌리 쪽이 좋고, 잘게 썰면 생약이 녹을 수 있는 면적이 크므로 더욱 좋다.

● 과실을 이용하려면

신선하고 조금 덜 익은 미숙과를 사용하여 깨끗이 씻어 통째로 쓰거나 썰어서 쓰려면 쇠칼이 아닌 세라믹 칼이나 죽도 등을 이용하는 것이 좋다.

● 꽃을 이용하려면

개화 직후 반쯤 피었을 때가 좋으며 활짝 핀 것은 꽃잎이 떨어지기 쉬우므로 좋지 않다.

● 전초를 이용할 경우
병든 잎이나 단풍이 든 것은 좋지 않으므로 잎이 푸를 때 채취하여 그늘에 말려서 사용한다.

✚ 약술 담그는 술
약술 담그는 방법으로 소주를 선택할 때는 도수가 높은 것을 이용하는 것이 좋다.

✚ 높은 도수와 낮은 도수와의 차이점을 비교하면
과실용 술 30도짜리로 담글 때의 차이점은 변질될 위험성이 없고 보관하기가 좋다. 그렇지만 단점은 약재의 향과 맛이 떨어지기도 한다.

일반 소주 20도짜리로 담글 때의 장점은 약재의 향기와 색, 맛을 그대로 우려낼 수 있다는 것이고 단점은 장기 보관이 어려워 변질될 위험이 있다는 것이다.

✚ 약재와 소주의 비율은 어떻게 해야 할까?
이것은 특별히 정해진 것은 없어서 약재에 따라 다르고 재료에 따라 달라서 공통적으로 넣을 수 있는 양으로 제일 좋은 것은 담근 후 3개월이 지났을 때 약재의 색이 진하지도 않고 연하지도 않은 상태가 제일 좋은 비율이다.

✦ 비율은 어떻게 해야 할까?

생약재 30% + 소주 70%

건조 약재 50% + 소주 50%가 적당하다.

✦ 설탕을 넣는 것이 좋을까?

설탕을 넣고 담갔을 때의 장점은 맛이 순하여 술을 잘 못 마시는 사람들에게 좋고, 단점은 비타민 C가 파괴된다는 차이점이 있다.

설탕을 안 넣고 담갔을 경우의 장점은 약재 특유의 색상이 우러 나오고 향과 맛을 즐길 수 있지만 단점은 복용시 재료에 따라 불편할 수도 있다.

결과적으로 약술을 담그는 비결의 가장 좋은 방법은 술을 좋아하는지 잘 못 마시는지의 스스로 취향에 맞게 담그는 것이 제일 좋은 방법이며, 한두 번 담그다 보면 본인이 좋아하는 약술 담그는 비결을 터득하게 될 것이다.

✦ 담그는 용기는 어떤 것으로 해야 하나?

입구가 넓고 밀봉이 가능한 유리 제품이나 독, 또는 항아리 등이 좋다.

약재와 술을 함께 담아 우릴 때는 입구가 넓은 유리병이, 보관용 술병은 투명하고 입구가 좁은 병이 좋다. 보기에도 좋고 숙성 정도를 눈으로 확인할 수 있기 때문이다. 어떤 술병이든 마개를 단단히 막거나 밀봉을 해두는 게 좋다. 그렇지 않을 때는 알코올이 증발하기 때문에 도

수가 낮아진다. 또, 술의 이름과 술을 담은 날짜를 적
어두는 것도 좋다.

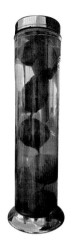

✚ 약술은 얼마나 지나야 익을까?

약재에 따라 술이 익는 데 걸리는 기간은 조금씩
차이가 난다. 술을 담근 지 보통 1개월 정도가 지나
면 마실 수 있는데 숙성 기간이 길수록 빛깔이나 향
기, 약효가 더 좋아진다.

숙성 장소로는 햇볕이 들지 않고 서늘한 곳이 좋다. 숙성 정도
는 좋아하는 사람들은 정도 여부를 느낌만으로 알 수 있다고 한
다. 조건의 차이는 조금씩 있지만 3개월 후부터는 향을 즐기면서
마셔도 된다. 단지 소주 냄새가 강하게 난다면 아직 숙성이 안 된
것으로 보아야 한다.

✚ 남는 알맹이는?

약재의 성분이 우러나면 알맹이를 건져내는 게 좋다. 약재를 남겨
두면 오히려 성분이나 향을 손상시킬 수 있기 때문이다. 하지만 모
든 약술의 약재를 모두 걸러내야 하는 것은 아니다. 마늘이나 구기
자, 인삼처럼 오래 둘수록 향이나 약효가 좋아지는 약재들도 있다.

✚ 약술 보관은 어떻게 해야 하나?

오랫동안 저장하지 않을 경우에는 햇볕이 들지 않고 바람이 잘
통하는 곳이 좋다. 온도는 15~20도 정도가 적당하다. 하지만 냉

장고는 온도가 너무 낮아 오히려 좋지 않다. 매실주나 모과주처럼 오래될수록 좋은 술은 뜰에 구덩이를 파고 묻어두는 것도 좋다.

✚ 약술을 효과적으로 마시는 방법

약술은 한꺼번에 많이 마시거나 하루에 여러 번 마시는 것은 좋지 않다. 소주 잔 정도 크기의 작은 잔으로 식전이나 식후에 한 잔 정도를 마시는 것이 가장 좋다.

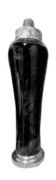

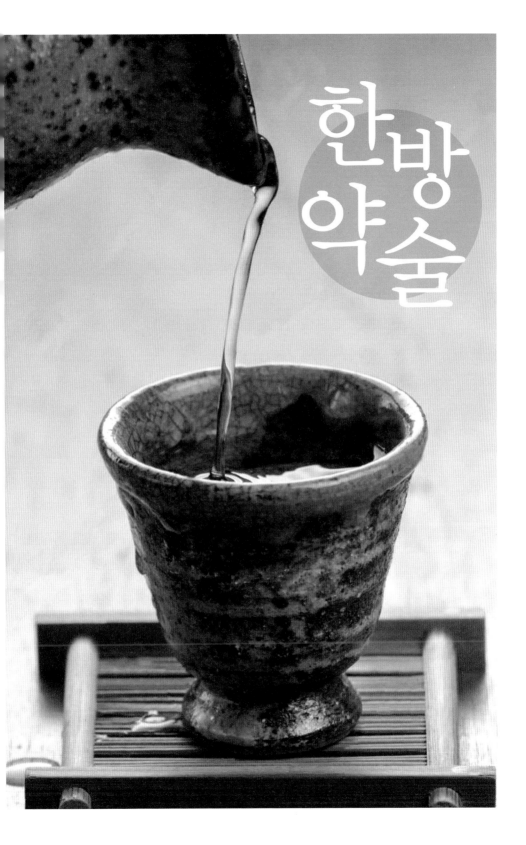

한방약술

강장보양, 이뇨, 강심, 다한,
소염, 더위를 먹었을 때

맥문동술

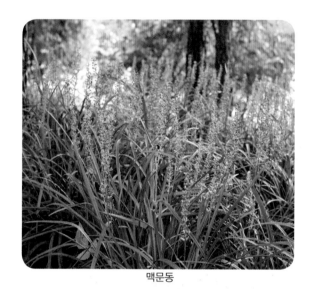
맥문동

맥문동은 여러해살이풀로서 뿌리의 곳곳에 살진 덩어리가 붙어 있다. 잎의 길이는 50cm 내외이고 너비는 1cm 가량 되며, 잎의 절반 이상은 아래로 처지는데 진녹색을 띠고 선형이며 밑부분이 잎집처럼 된다. 꽃은 5~6월에 연분홍색으로 피고 꽃줄기 1마디에 3~5송이씩 달린다. 열매는 삭과이고 둥글며 10~11월에 검

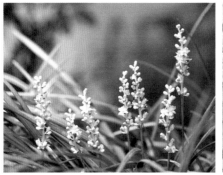
개맥문동 꽃

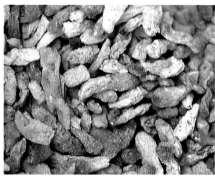
맥문동(약재)

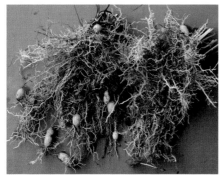
채취한 맥문동 뿌리

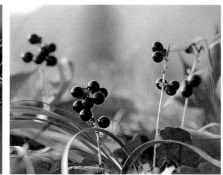
맥문동 열매

은색으로 익는다.

◇ 채취 시기와 이용 부위

뿌리에 달려 있는 살진 덩어리만을 이른봄이나 늦가을에 채취하여 깨끗이 씻은 다음 햇볕에 말렸다가 약재로 쓴다.

◇ 약술의 효능

강심작용, 이뇨작용, 가래삭임작용, 기침 멈춤 작용, 영양작용이 있다. 여성의 음을 보하고 폐를 편안히 다스리며, 심열(심화로 생기는 병)을 다스리고 오줌을 잘 나오게 한다.

기침이 계속되는 미열, 열이 오르면서 가슴이 답답할 때 맥문동 덩이뿌리를 삶아 마시면 자연스럽게 없어진다. 폐결핵과 만성기관지염, 당뇨병 치료에도 효과가 있다. 맥문동을 복용하면 모든 장기가 활발해지고 정기가 넘친다. 그리고 위, 간, 장, 폐를 조절하여 기를 안정시키기 때문에 몸이 강장 체질로 바뀌게 된다.

◇ 재료

맥문동 200g, 소주 1000ml, 설탕 100g, 과당 50g

◇ 만드는 법

잘게 썬 맥문동을 용기에 넣고 20도짜리 소주를 붓는다. 밀봉하여 시원한 곳에 보관한다. 10일 후에 찌꺼기를 천으로 걸러낸 후 다시 술을 용기에 붓고 설탕과 과당을 가미하여 충분히 녹인다. 여기에다가 생약 찌꺼기 1/10을 용기 속에 다시 넣고 밀봉하여 보관한다. 1개월 후에 윗부분의 맑은 술을 가볍게 따라내고, 남은 술은 천이나 여과지로 찌꺼기를 걸러낸 후 앞의 술과 합친다. 그러면 맑은 갈색의 독특한 향기를 지닌 담백한 맛의 약술이 완성된다.

◇ 복용법

1회 30ml, 매일 2~3회, 식사 전이나 식사 사이에 마신다. 브랜디, 와인 등을 약간 넣으면 맛이 더욱 좋아진다.

맥문동의 한방 이용법

●

생약명은 맥문동(麥門冬)이며 덩이뿌리를 말린 것이다.

◇ 약성

맛은 달고 조금 쓰며 성질은 조금 차갑다.

◇ 생약의 효능

양음윤폐, 청심제번, 양위생진, 면역증강과 항균

● 폐 건조로 인한 마른기침, 만성 기관지염, 토혈, 비출혈, 폐옹, 허
  로번열, 소갈, 당뇨병, 열병진상, 인건구조(咽乾口燥), 부증, 소변
  불리, 변비의 치료

◇ 생약 이용법

● 말린 약재를 1회 2~5g씩 달이거나 가루내어 복용한다.

● 변비에는 말린 약재를 1회 8~10g씩 달여서 하루에 2~3회씩
  5~6일 복용한다.

● 맥문동 5g, 석고 9g, 상엽(뽕잎) 11g, 살구씨 3g, 인삼 3g, 비파
  나무 잎 15g, 감초 4g, 참깨 4g, 아교(갖풀) 3g을 섞은 <u>청조구폐</u>

탕은 폐의 진액 부족으로 인후두가 아프고 마른기침을 할 때 쓴다. 달여서 하루에 2~3번 복용한다.

● 맥문동 15g, 인삼 8g, 오미자 8g으로 만든 생맥산은 기와 음이 부족하여 기운이 없고 숨이 차며 입안이 마르고 맥이 약할 때, 폐음이 부족하여 마른기침을 할 때 쓴다. 달여서 하루에 3번 나누어 복용한다.

주의

설사할 때는 쓰지 않는다.

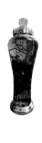
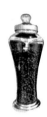
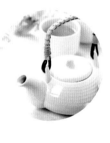

거담, 청혈, 최면, 진정, 피로회복,
식욕증진, 건위, 정장에 효과적인

베고니아술

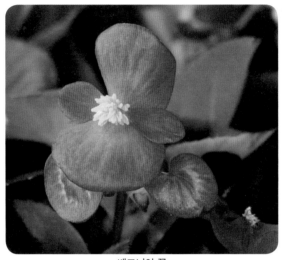

베고니아 꽃

베고니아는 브라질이 원산인 다년초식물이다. 줄기는 높이 30cm
전후이고, 잎은 육질로 좌우로 호생한다. 표면은 광택이 있고 태양
을 강하게 받은 부분은 홍자색을 띠며 꽃은 예쁜 홍색이다.

◇ 약술의 효능

베고니아는 그 이름이 특이해서 잘 알려신 꽃이나. 그러나 식용할 수 있다는 것을 아는 사람은 많지 않다. 부드러운 신맛이 있어 생식할 수도 있고, 꽃을 이용해 해열 · 거담 · 정혈 등에 잘 듣는 약술을 만들 수 있다. 독사에 물렸을 때 물린 자리를 이 술로 씻어내고 2~3잔 마셔 두면 독을 제거하는 데 효과가 있기 때문에 등산할 때 항상 휴대하면 좋다.

◇ 채취 시기와 이용 부위

술을 담그는 시기는 꽃을 구분할 수 있는 봄이 가장 적당하다.

◇ 재료

베고니아 꽃(봉오리 째) 적당히, 소주는 준비한 꽃 양의 3배 정도

◇ 만드는 법

베고니아 꽃을 봉오리째 꺾어서 벌레를 먹은 것은 골라내고 살짝 헹구어 물기를 뺀다. 이 재료를 용기에 넣고 그 양의 3배 정도의 소주를 부어 밀봉한 다음 시원한 곳에 보관하면 된다.

2~3일이 지나면 아름다운 붉은색을 띠지만, 숙성 때까지는 약 1개월 정도가 소요된다. 술이 완전히 다 익으면 은은한 호박색의 약술로 탄생된다. 알맹이는 버리지 말고 그대로 두어 사용해도 좋다.

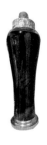

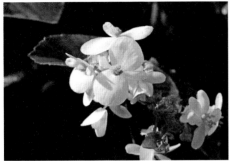
베고니아 흰 꽃

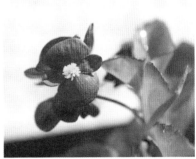
베고니아 꽃

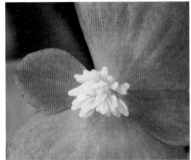
베고니아 꽃술

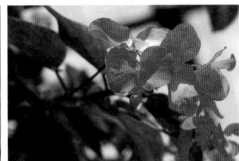
베고니아 꽃

◇ 복용법

약간의 신맛이 있어 그 산뜻한 맛을 그대로 즐길 수도 있지만, 기호에 따라 감미료를 첨가해도 좋다. 양주나 과실주와도 어울리는 술이기 때문에 칵테일용으로 사용해도 좋다.

주의

베고니아에는 과량의 수산이 함유되어 있어 과량을 섭취하게 되면 위장을 자극하여 통증을 유발하거나 구토를 일으키기도 하며, 설사나 호흡곤란이 생길 수도 있다.

베고니아의 한방 이용법

●

◇ 생약의 효능

- 머리가 아플 때는 베고니아 꽃을 뜨거운 물에 우려내어 마시면 증상이 사라진다.

- 여성의 유두가 붓고 아플 때에는 잎으로 찜질을 하면 통증을 줄일 수 있다고 한다.

- 결막염에는 뿌리를 달인 물로 씻으면 효과를 볼 수 있다고 한다.

- 위궤양, 몸이 나른할 때의 피로회복, 편도선염 등으로 목이 아플 때에는 베고니아 잎이나 꽃을 짓이겨 즙으로 내어 마시면 효과를 볼 수 있다.

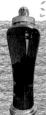

성기능 감퇴, 피로회복, 발기부전에
유효하며 자양강장 식품으로 효험이 있는
사상자술

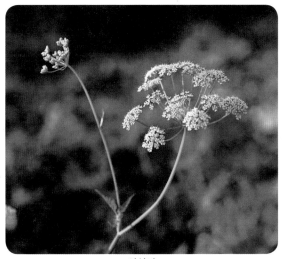

사상자

사상자는 미나리과의 두해살이풀로서 높이가 30~70cm이다. 잎은 어긋나고 깃꼴겹잎이며 작은잎은 난상 피침형이다. 꽃은 6~8월에 흰색으로 피고 가지 끝에 겹산형화서로 달린다. 열매는 달걀모양 분열과이고 8~9월에 노랗게 익는다. 어린순은 나물로 먹고 열매는 수렴제, 소염제, 살충제 등으로 사용된다.

◇ 채취 시기와 이용 부위

늦은 여름부터 가을 사이에 사상자의 잘 여문 열매를 따서 햇볕에 말린다.

◇ 약술의 효능

예로부터 부인의 음부 질환에 사용하였는데, 소염제 또는 가려움을 없애는 외용약과 연고로 쓰여 왔다. 더구나 인플루엔자 바이러스와 트리코모나스균의 활동도 억제한다. 사상자에는 남성호르몬과 비슷한 효능이 있어 최음제 역할을 한다.

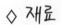

◇ 재료

사상자 150g, 소주 1000ml, 설탕 100g, 과당 50g

◇ 만드는 법

사상자를 용기에 넣고 20도짜리 소주를 붓는다. 그 다음 공기가 통하지 않게 밀봉하여 시원한 곳에 보관하면 된다. 처음 5일 동안 침전을 막아주기 위해서는 매일 용기를 가볍게 흔들어 주어야 한다.

1주일 후에 마개를 열어 술을 천으로 걸러서 건더기는 버리고 술은 용기에 다시 부어 설탕과 과당을 함께 넣어 충분하게 녹인다. 여기에다가 생약 찌꺼기 약 1/10을 다시 넣고 밀봉한 다음 시원한 곳에 보관한다.

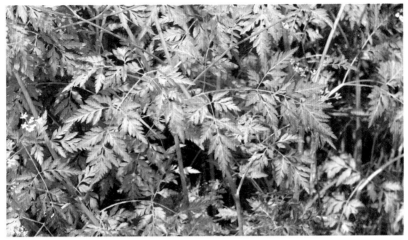
사상자 전초

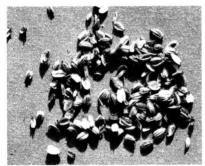
채취한 사상자 열매

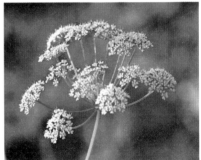
사상자 꽃

　1개월이 지난 후에 개봉하여 천이나 여과지로 술을 걸러내고 찌꺼기는 버리면 명주가 탄생된다. 완성된 술은 황갈색을 띠며 독특한 향기가 난다.

◇ 복용법

1회 20*ml*, 매일 3회, 식사 전이나 또는 식사 사이, 공복에 마신다.

사상자의 한방 이용법

●

사상자의 생약명은 사상자(蛇床子) 또는 파자초(破子草)라고 하는데 여문 열매를 말린 것이다.

◇ 약성

맛은 쓰고 매우며 성질은 조금 따뜻하다.

◇ 생약의 효능

온신(溫腎), 장양(壯陽), 거풍, 습조살충, 회충구제

- 발기력부전, 음낭습양, 음부가려움증, 부인의 음중종통, 자궁 한냉불임, 풍습비통, 개선습창의 치료

◇ 생약 이용법

- 말린 열매를 1회 2~4g씩 뭉근하게 달여서 복용한다.
- 사상자 10g, 백반 6g(또는 금은화 10g)을 섞어 음부가려움증과 습진에 쓴다. 달인 물로 환부를 씻거나 가루내어 환부에 뿌린다.

고혈압, 피부 화농증, 알레르기성 질환,
식욕부진, 설사 등에 효과적인 명주

산사자술

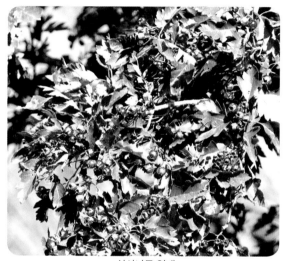

산사나무 열매

　산사나무는 우리나라 중부지방의 산 야지나 북부지방의 산지에
자라는 장미과의 낙엽교목이다. 이 나무의 열매를 말린 것을 산사
자(山子)라고 한다. 산사육, 찔광이, 아가위, 애광나무, 동배나무
등으로 불리기도 한다. 봄에 흰 꽃이 피며 열매는 둥근 이과이고
흰색 반점이 있으며 9월에 붉게 익는다. 열매는 차나 술을 담고 한

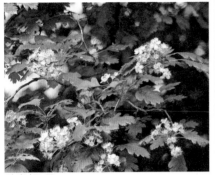

산사나무 꽃

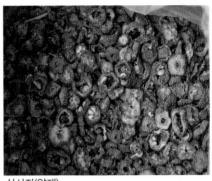

산사자(약재)

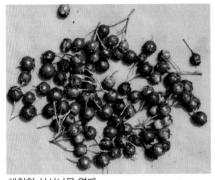

채취한 산사나무 열매

약재로도 사용한다.

◇ 채취 시기와 이용 부위

가을에 잘 익은 열매를 채취하여 씨를 제거한 다음 사용한다.

◇ 약술의 효능

중국의 『약사전』엔 소화 기능, 지방 분해, 혈행장애 개선, 피부 화농증 및 알레르기성 질환의 개선 등의 약효가 있다고 기록되어 있다. 위장의 활동을 조절하고 소화를 돕는다. 특히 육류의 과식으로 인한 소화불량에 쓴다.

위액의 분비를 촉진시켜 소화를 돕고, 특히 지방의 소화를 촉진시킨다. 혈관확장작용이 있기 때문에 가벼운 고혈압에 유효하며 심장 기능의 쇠약에도 효과적이다. 혈관을 확장시켜 어혈을 제거하므로 생리통이나 산후의 오로에 사용된다. 찬 음식을 너무 먹어 복통이나 설사를 일으켰을 때도 효과가 있다.

◇ 재료

산사육 150g, 소주 1000ml, 설탕 100g, 과당 50g

◇ 만드는 법

가늘게 썬 산사육(산사자에서 씨를 뺀 것)을 용기에 넣은 후 20
도짜리 소주를 붓는다. 그 다음 뚜껑을 밀봉하여 시원한 곳에 보
관하면 된다. 침전을 막기 위해 5일 동안은 매일 1회 가볍게 용기
를 흔들어 주어야 한다.

10일을 넘긴 후 마개를 열고 술을 천으로 거른 후 찌꺼기는 버
리고 술은 용기에 다시 넣고 설탕과 과당을 충분히 녹인다. 여기
에다가 걸러낸 생약 찌꺼기의 1/10을 다시 넣어 밀봉하여 시원한
곳에 보관한다.

1개월 후 마개를 열어 용기를 살짝 기울여 윗부분의 맑은 술만
따라내고 나머지 액은 천이나 여과지로 걸러서 찌꺼기는 버리고
앞의 술과 합친다. 완성된 술은 아름다운 적갈색을 띠며 신맛이
향긋하게 난다.

◇ 복용법

1회 30㎖, 매일 2~3회, 식사 전에 마신다.

산사나무의 한방 이용법

●

산사나무의 생약명은 산사자인데 익은 열매를 말린 것이다.

◇ 약성

맛은 시고 달며 성질은 따뜻하다.

◇ 생약의 효능

혈압강하, 건위, 소화, 진통, 지사, 이뇨

- 이질, 식중독, 식체, 장염, 요통, 월경통, 산후하복통, 징가의 치료

◇ 생약 이용법

- 말린 약재를 1회 2~5g씩 뭉근하게 달이거나 가루내어 복용한다.
- 개고기에 체한 데는 산사자와 행인을 함께 진하게 달여 복용한다.
- 산사자 · 백출 · 진피(귤껍질) · 반하 · 복령 · 약누룩 각각 113, 연교(개나리열매) · 향부자 · 후박 · 무씨 각각 75, 지실(선탱자) · 맥아 · 깽깽이풀 · 황금 각각 38로 만든 <u>보화환</u>은 식체 · 급성 위염에 쓴다. 1회에 6~8g씩 하루 3번 복용한다.
- 손과 발의 동상에 산사나무 잔가지 또는 열매를 달인 물에 3~4회 환부를 담근다. 한 번 사용한 물을 계속 사용해도 된다.

야뇨증, 해수병, 음위, 두통,
부스럼이 나는 두풍, 귀먹은 것을 낫게 하는
산수유술

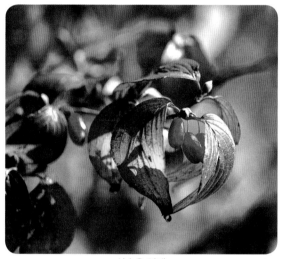

산수유 열매

산수유는 층층나무과의 낙엽활엽교목으로 중국이 원산지로, 우
리나라에서는 중부이남에서 자란다. 가지와 잎의 표면에는 잔털
이 있으며 잎 뒷면에도 황갈색 잔털이 있다. 열매를 말린 것을 산
수유라 하여 한약재로 쓰고 있으며, 차를 끓여 마시거나 약술을
담는 데 사용하고 있다.

◇ 채취 시기와 이용 부위

가을에 산수유나무의 익은
열매를 따서 씨를 제거하고
햇볕에 말린다.

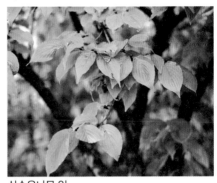

산수유나무 잎

◇ 약술의 효능

산수유는 강정, 노화방지,
피로회복, 식욕증진 등의 효과가 뛰어나다. 신장 기능이 약해졌을
때, 노인들의 원인 모를 이명(귀울림)에 효과를 보인다. 산수유는
맛이 시고 깔깔하며 독이 없고 그 성질이 따뜻해 자양·강장·강
정에 효과가 뛰어나다. 그 외에도 연거푸 기침을 하는 해수병과
해열에 좋으며, 허리와 무릎을 따뜻하게 하고, 노인의 소변이 저
절로 흐르는 것을 멎게 하고, 머리가 자주 아플 때, 부스럼이 나는
두풍이나 귀먹은 것을 치료해 준다.

◇ 재료

산수유 100g, 소주 1000ml, 설탕 100g, 과당 50g

◇ 만드는 법

산수유를 그대로 용기에 넣고 20도짜리 소주를 붓고 밀봉한 다
음 시원한 곳에 보관하면 된다. 침전을 막기 위해 5일 동안 매일

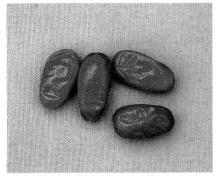
채취한 산수유 열매

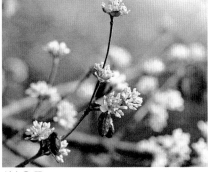
산수유 꽃

1회, 가볍게 용기를 흔들어준다. 10일 후에 마개를 열어 술을 천으로 걸러 찌꺼기는 버리고 술은 다시 용기에 부어 설탕과 과당을 넣어 충분하게 녹인다. 여기에다가 생약 찌꺼기 1/5을 다시 넣고 밀봉하여 시원한 곳에 보관한다. 1개월이 지나면 마개를 열어 술을 천이나 여과지로 걸러내고 찌꺼기를 버리면 술이 완성된다. 완성된 술은 맑은 적갈색을 띠고 신맛과 떫은맛이 어우러져 난다.

◇ 복용법

1회 20ml, 매일 2~3회, 식전 또는 식사 사이에 마신다.

주의

소변을 멈추게 하는 작용이 있기 때문에 소변이 잘 나오지 않는 사람은 삼가야 한다.

산수유나무의 한방 이용법

●

생약명은 산수유(山茱萸)이며, 열매를 말린 것이다.

◇ 약성

맛은 시고 성질은 조금 따뜻하다.

◇ 생약의 효능

보익간신, 정기수렴, 강장, 강정

- 요슬둔통, 현훈(眩暈), 이명, 양위, 유정, 월경과다, 빈뇨, 간허한열, 식은땀, 심요산맥(心搖散脈), 오랜 설사의 치료

◇ 생약 이용법

- 말린 약재를 1회 2~4g씩 달이거나 가루내어 복용한다.
- 말린 약재를 1회 6~8g씩 달여서 늑막염에 쓴다. 하루에 2~3회씩 5~6일 복용한다.
- 산수유 · 오미자 · 산딸기 · 익지인 · 사마귀알집 각 10g을 섞어 빈 뇨에 쓴다. 달여서 하루 3번에 나누어 복용한다.
- 생열매를 소주(35도)로 술을 담가 이명(귀울림)에 쓴다. 숙성시켜 매일 자기 전에 1잔씩 마신다.
- 약재를 설탕과 함께 소주(10배량)에 담근 산수유술은 피로회복과 자양강장에 효과가 있다. 식후에 조금씩 마신다.

성적 신경쇠약, 식은땀, 가벼운 당뇨병,
자양강장, 소화불량, 설사에 좋은

산약술

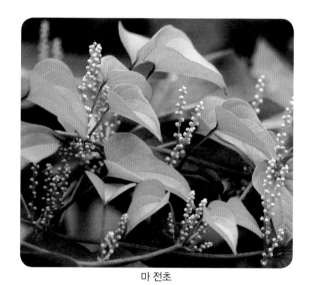

마 전초

마의 생약명이 산약(山藥)인데 마는 외떡잎식물의 마과의 여러
해살이풀로서 산지에서 주로 자라며 육아가 잎겨드랑이에서 나
온다. 잎은 마주나거나 돌려나고 삼각형이다. 꽃은 암수한그루로
6~7월에 흰색으로 피고 잎겨드랑이에 수상화서로 달리는데, 수꽃
은 곧게 서고 암꽃은 아래로 처진다. 원주형의 육질 뿌리에서 줄기

가 나와서 다른 물체를 감아서 올라간다. 열매는 삭과이고 9~10월에 익는다. 덩이줄기를 식용한다.

　보통 참마라고 하면 생것을 가리키고, 산약이라고 하면 참마를 말려 한방 약재로 만든 것을 가리킨다.

◇ 채취 시기와 이용 부위

　가을 또는 봄에 덩이뿌리를 캐어 줄기와 잔뿌리를 제거하고 물에 씻은 다음 겉껍질을 벗겨 버린 것을 그대로 햇볕에 말리거나 증기에 쪄서 햇볕에 말린다.

◇ 약술의 효능

　예로부터 정력에 좋은 식품으로 알려져 있으며, 자양보정 효과가 강하여 모든 장기에게 힘을 주고 허약체질을 개선시킨다.

　중국에서는 구기자와 함께 끓여 스프로 만들어 먹거나 쪄서 호두와 함께 먹으면 몸이 쇠약해졌을 때나 정력이 떨어질 때 좋다고 한다.

　소화 효소인 아밀라아제가 있어 소화를 돕는다. 쉽게 피로해지고 원기와 입맛이 없을 때, 자양강장의 목적으로 많이 쓰인다. 체력이 붙고 혈색도 좋아지면서 소화불량도 개선된다. 또 성적 신경 쇠약, 식은땀, 가벼운 당뇨병에도 효과가 있다.

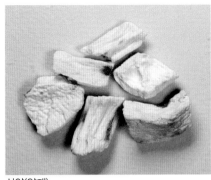
산약(약재)

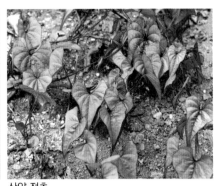
산약 전초

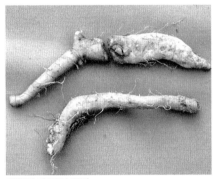
채취한 마 덩이 뿌리

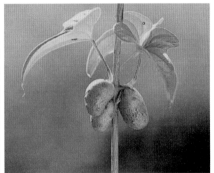
마의 육아

◇ 재료

산약(참마) 200g, 소주 1000ml, 설탕 100g, 과당 50g

◇ 만드는 법

가늘게 썬 산약을 용기에 넣고 20도짜리 소주를 붓는다. 그 다음
공기가 들어가지 않게 밀봉하여 시원한 곳에 보관하면 된다. 침전

을 막기 위해 5일 동안 매일 1회 이상 용기를 가볍게 흔들어준다.

7일 후 개봉하여 술을 천으로 거른다. 술을 용기에 다시 담아 설탕과 과당을 넣어 충분히 녹인다. 여기에다가 생약 찌꺼기의 1/10쯤을 다시 용기에 넣고 밀봉하여 시원한 곳에 보관한다. 1개월 후 뚜껑을 열고 윗부분의 맑은 술만 따라낸 뒤 나머지 액은 천이나 여과지로 걸러 찌꺼기는 버리고 앞의 술과 합친다. 완성된 술은 엷은 호박색의 담백한 맛을 낸다.

◇ 복용법

1회 30ml, 매일 3회, 식사 전이나 사이에 마신다. 브랜디나 진을 약간 가미하여 마시면 향기가 더욱 좋아진다.

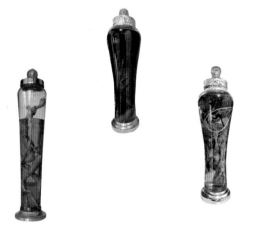

마의 한방 이용법

●

마의 생약명은 산약(山藥)이며 덩이줄기(덩이뿌리)를 말린 것이다.

◇ 약성

맛은 달고 성질은 평(平)하다.

◇ 생약의 효능

자양, 강장, 강정, 지사, 건비, 건폐, 보신(補腎), 익정

* 비허설사, 구리(久痢), 식욕부진, 위염, 허로해수, 소갈, 정액고갈, 유정(遺精), 대하, 빈뇨, 야뇨증, 부스럼, 동상, 화상, 구창(灸瘡), 헌데, 유옹, 습진, 단독(丹毒), 건망증, 이명의 치료

◇ 생약 이용법

* 주치증에 산약을 1회 3~6g씩 물 200㎖로 달이거나 가루내어 복용한다.
* 비위냉혈, 식욕부진, 소화불량, 설사에는 찹쌀(나미) 1.8 l 를 하룻밤 물에 담갔다가 건져내 은근한 불로 볶아 노랗게 익힌 다음 산약 23g을 섞어 함께 가루내어 이 가루를 1회 1~2숟가락씩

하루 3번 따뜻한 물로 복용한다. 이 처방은 양기위축, 조루, 혈기허 약 증세에도 효과를 볼 수 있다.

- 산약, 복령 같은 양을 가루내어 오줌소태에 쓴다. 1회 8g씩 물과 함께 복용한다.
- 산약 15, 숙지황 30, 산수유 15, 택사 11, 목단피 11, 복령 11을 섞어 만든 <u>육미지황환</u>(六味地黃丸)은 신음허증, 허약자, 만성 신 장염, 폐결핵, 당뇨병, 신경쇠약 등에 쓴다. 1회 8~10g씩 하루 3 번 복용한다.
- 산약 · 인삼 · 백복령 · 백출 · 감초 각각 11, 석련육 · 백편두 · 길 경 · 의이인 · 사인 각각 6을 원료로 하여 만든 <u>삼령백출산</u>은 비위가 허하여 입맛이 없고 소화가 잘 안 되며 설사할 때 쓴다. 1회 6~8g 씩 하루 3번 복용한다.
- 만성위축성 위염에는 산약 16g, 백출 16g, 백작약 16g, 황기 10g, 애엽 10g, 계내금 · 육계 · 진피(陳皮) · 당귀 각각 8g, 건강 2g, 감초 4g을 섞은 <u>산백탕</u>(山白湯)을 달여서 1/3씩 하루 3번 복용한다. 이 약 을 쓰면 위액과 염산의 분비량이 많아지고 펩신 활성도가 높아진다.
- 산약 · 오미자 · 산수유 각각 15g, 숙지황 30g, 백복령 · 택사 · 목 단피 각각 11g을 섞은 <u>신기환</u>(腎氣丸)은 폐와 신이 허하여 기침이 나고 숨이 찰 때 쓴다. 1회 3~10g씩 하루 3번 복용한다.
- 유옹, 동상에는 마의 생덩이줄기를 짓찧어 환부에 붙인다.
- 종기에는 마의 생덩이줄기와 피마자를 함께 짓찧어 환부에 붙인다.

노화방지, 요통, 하반신무력증,
콜레스테롤 예방과 혈관강화작용을 돕는
하수오두충술

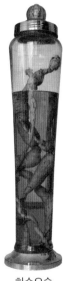

하수오술

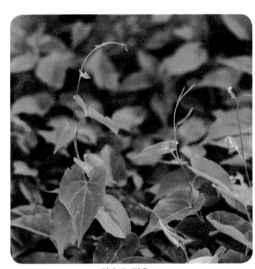

하수오 전초

하수오는 마디풀과이며 여러해살이덩굴풀로 약초로 재배한다.
잎은 어긋나고 염통 모양이며 가장자리는 밋밋하다. 꽃은 8~9월
에 흰색으로 피고 가지 끝에 작은 꽃이 많이 모여 원추화서로 달
린다. 꽃잎이 없고 꽃받침 5장이 꽃잎처럼 보인다. 열매는 세모진
달걀 모양 수과이고 9월에 익는다. 붉은빛을 띤 갈색 덩이뿌리를

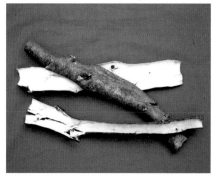
채취한 두충나무 줄기 껍질

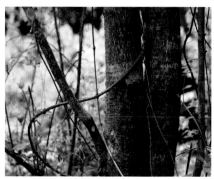
두충나무

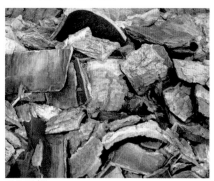
두충(약재)

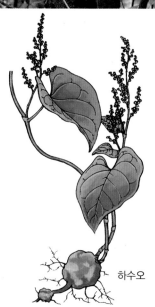
하수오

하수오라고 한다.

◇ 채취 시기와 이용 부위

가을에 덩이뿌리를 캐내어 수염뿌리를 제거하고 적당히 잘라 햇볕에 말린다.(하수오)

봄부터 여름에 두충나무의 줄기껍질을 벗겨내어 겉껍질을 긁어버리고 햇볕에 말린다.(두충나무)

◇ 약술의 효능

하수오가 주된 약으로 두충이 더해져 혈관의 질병과 고혈압을
예방한다. 심한 고혈압에는 적당하지 않지만 가벼운 혈압의 경우
말초혈관을 확장시켜 혈압을 내려준다. 복용량만 지키면 성인의
보건 약술로 매우 적합하다.

◇ 재료

하수오 60g, 두충 40g, 소주 1000ml, 설탕 100g, 과당 80g

◇ 만드는 법

하수오와 두충을 가늘게 썰어 용기에 넣고 소주를 붓는다. 밀봉
하여 시원한 곳에 보관하면 된다. 처음 4~5일간은 매일 1회 이상
술을 흔들어준다. 10일 후에 마개를 열어 건더기를 천으로 걸러내
고 술은 다시 용기에 붓고 설탕과 과당을 넣어 녹여준다. 여기에
생약 건더기의 1/5을 다시 넣은 후에 밀봉하여 시원한 곳에 보관
한다. 1개월 후에 마개를 열어 윗부분의 맑은 술만 살짝 따라내고
건더기는 천이나 여과지로 걸러서 버리고 걸러진 술은 앞의 술과
합친다. 완성된 술은 갈색으로 약간 쓴맛이 난다.

◇ 복용법

1회 20㎖, 매일 2~3회, 식전이나 식사 사이에 마신다.

하수오의 한방 이용법

●

하수오의 생약명은 하수오(何首烏)인데 덩이뿌리를 말린 것이다.

◇ 약성

맛은 쓰고 달며 떫은 맛도 난다. 성질은 따뜻하다.

◇ 생약의 효능

해독, 정장, 통변

- 하수오는 강장제, 강정제, 완하제로 사용된다. 생잎은 곪은 데 붙여 고름을 흡수시킨다. 혈청 콜레스테롤에 강하작용이 있으며, 장의 운동을 촉진시켜 변통을 평온하게 조절해 주고, 지방이 혈관에 달라붙는 것을 방지하여 동맥경화를 막는다. 그리고 피부의 가려움도 해소한다. 두충은 보익력과 혈압강하, 진정, 진통작용이 있다. 다리에 힘이 없고, 현기증, 빈뇨, 발기부전 경향이 있으며, 허리가 아픈 사람에게 좋다. 여성에게는 임신 중의 요통, 출혈, 유산 방지에 사용한다.

◇ 생약 이용법

- 주치증에 하수오를 1회 6~12g씩 물 200ml로 달여서 복용한다.
- 변비에는 하수오 10~15g을 물 600ml로 달여서 달인 물을 1/2~1/3로 나누어 하루 2~3회 복용한다.

두충나무의 한방 이용법

●

두충나무의 생약명은 두충(杜沖)이며 줄기 껍질을 말린 것이다.

◇ 약성

맛은 달고 성질은 따뜻하다.

◇ 생약의 효능

보간, 보신(補腎), 강근골, 안태, 항염증, 진통, 이뇨

- 간을 보호하고 신장을 튼튼하게 만들어주기 때문에 신장이 약
  해서 생기는 허리와 무릎의 통증이나 성장기 아이들의 근육과
  골격의 발달에 좋다. 근육을 강화시켜 주므로 중년 여성의 잔뇨
  등, 요실금 예방에 좋다. 이밖에 임산부의 자궁출혈, 고혈압의
  치료 등에도 사용한다.

◇ 생약 이용법

- 주치증에 말린 약재를 1회 10g 달여 하루에 3번 복용한다.
- 두충·속단을 같은 양을 섞어 만든 두충환은 요통, 태동불안에
  쓴다. 1회에 5~6g씩 하루 3번 복용한다.
- 두충 15g, 파고지 15g, 호두 3g을 섞어 만든 청아환은 신허로
  오는 요통, 임산부의 허리 또는 배가 아플 때 쓴다. 1회에 8~9g
  씩 하루에 3번 나누어 복용한다.

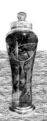

보혈과 조혈작용을 하며,
특히 피로회복에 좋은 효과를 볼 수 있는

산수유황궁술

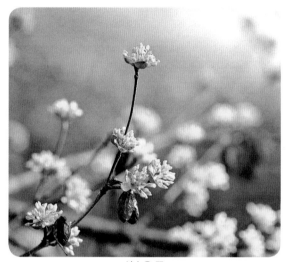

산수유 꽃

산수유와 천궁·지황을 사용하는데 한방에서는 지황 뿌리의 생
것을 생지황, 건조시킨 것을 건지황, 쪄서 말린 것을 숙지황이라
고 한다.

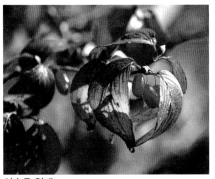

산수유 열매

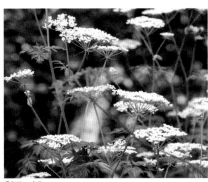

천궁 전초

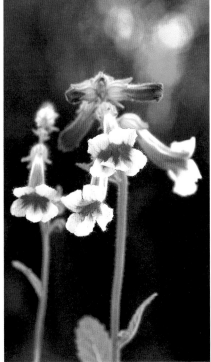

지황 전초

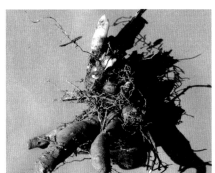

천궁뿌리

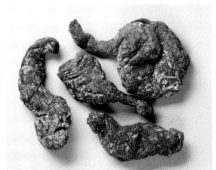

건지황(약재)

◇ 채취 시기와 이용 부위

산수유 : 가을에 산수유나무의 익은 열매를 따서 씨를 제거하고
        햇볕에 말린다.

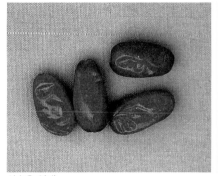
산수유 열매

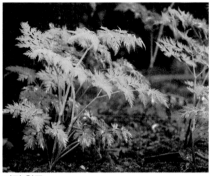
어린 천궁

　지황 : 늦가을에 뿌리를 깨내어 잔뿌리와 잡질을 제거하여 목적
　　　　에 맞게 가공한다.
　천궁 : 가을에 뿌리줄기를 캐어 줄기와 잔뿌리를 제거하고 햇볕
　　　　에 말린다. 또는 증기에 찌거나 끓는 물에 담갔다가 건져
　　　　내어 말린다.

◇ 약술의 효능

　산수유는 강정, 노화방지, 스태미나를 증진시켜 준다.

　천궁은 강정보혈, 진정, 진통의 약효가 있다.

　지황은 증혈, 혈액순환을 좋게 하고, 또 병후의 체력을 회복시키
고 모든 열을 내려주며 피부를 곱게 해준다.

　숙지황은 보혈제로 쓰이며 생리불순, 허약체질, 어린이의 발육
부진, 치매, 조루증, 발기부전에 사용한다.

　생지황은 허약체질, 토혈, 코피, 자궁출혈, 생리불순, 변비에 사
용하고, 건지황은 열병 후에 생기는 갈증과 장기 내부가 열로 인

◇ 재료

산수유 30g, 숙지황 20g, 생지황 20g, 건지황 10g,
천궁 30g, 소주 2000ml, 벌꿀 30ml

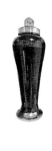

해 나타나는 소갈증에 효과가 있으며 토혈과 코피를 그치게 한다.

◇ 만드는 법

산수유는 씨를 제거한 다음에 깨끗하게 씻어서 말린다. 천궁과 지황 역시 깨끗이 씻은 다음 물기를 빼고 굵은 가루로 만든다.

이렇게 준비된 생약을 용기에 넣고 소주를 부어 밀봉한 다음 시원한 곳에 보관하면 된다.

2개월이 지난 다음에 마개를 열어 건더기를 천으로 걸러내고 술은 다시 용기에 붓고 벌꿀을 넣어 잘 흔들어 충분하게 녹여준다.

이후 약 20일쯤 지나면 맛이 약간 달고 시며, 은은한 빛깔의 약술이 완성된다.

◇ 복용법

1회 20~30ml, 매일 1회 마신다.

생리불순, 빈혈, 강장, 미용, 혈액순환에 좋은

양귀비술

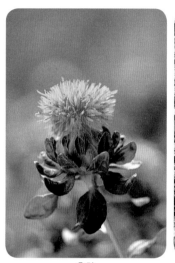
홍화

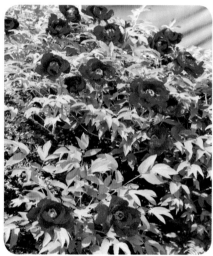
목단

당나라 황제의 비이며 재색을 겸비한 절세 미인인 양귀비가 미용과 보건을 위해 밤낮으로 애용했다고 전해지는 이름난 술 중의 하나이다. 한 가지 약재가 아니라 몸에 좋은 열 가지 이상의 보약으로 만드는 술이다. 참고로, 이름은 양귀비술이지만 양귀비는 들어가지 않는다.

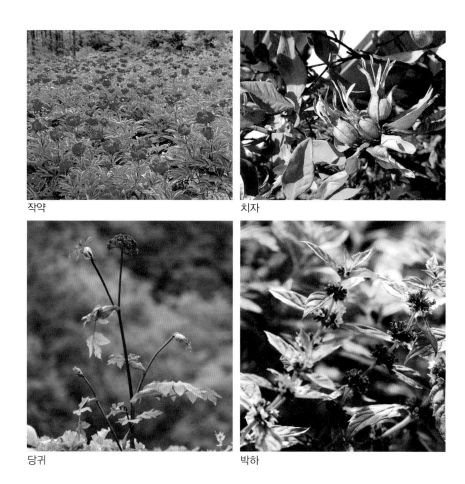

작약

치자

당귀

박하

◇ 약술의 효능

당귀, 작약, 목단피, 홍화, 향부자, 치자 등과 같은 생약이 들어
있어 혈액순환을 원활하게 하여 몸을 따뜻하게 하고 생리의 고통
을 줄여준다. 또한 혈액순환장애를 개선하여 부인병을 없애고 피
를 늘려 혈색을 좋게 한다. 긴장을 풀고 마음을 편안하게 해주기
도 하며, 특히 여성의 건강과 미용에 아주 좋은 술이다.

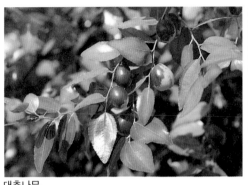
대추나무

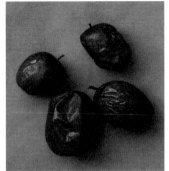
채취한 대추

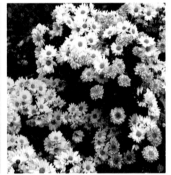
홍화

국화

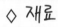

◇ 재료

당귀 15g, 작약 8g, 목단피 7g, 적복 8g, 용안 15g, 향부자 7g,
홍화 10g, 치자 5g, 박하잎 5g, 시호 5g, 국화 5g, 대추 10g,
소주 1000ml, 설탕 150g, 벌꿀 80g

◇ 만드는 법

홍화와 국화는 그대로 사용하고 다른 생약은 잘게 썰어 용기에 넣은 다음에 소주를 붓는다. 뚜껑을 덮고 밀봉하여 시원한 곳에 보관하면 된다. 처음 4~5일 동안은 매일 1회 술을 가볍게 흔들어 줘야 된다.

10일 후에 마개를 열고 건더기를 천으로 걸러내어 버린다. 술은 다시 용기에 붓고 설탕과 벌꿀을 넣어 잘 저어 충분하게 녹인다. 여기에 생약 건더기 1/5을 다시 넣고 밀봉하여 시원한 곳에 보관한다.

1개월이 지난 다음에 마개를 열어 윗부분의 맑은 술만 따라내고 남아 있는 건더기를 천이나 여과지로 걸러낸 다음 걸러진 술은 앞의 술과 합친다. 완성된 술은 독특한 향기와 맛이 있고 흑갈색을 띤다.

◇ 복용법
1회 20㎖, 매일 2~3회, 식전 또는 식사 사이에 마신다.

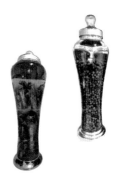

노후보양, 식욕을 돋워주고
신체의 통증과 건망증을 없애주는

양노술

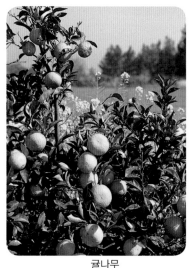

굴나무

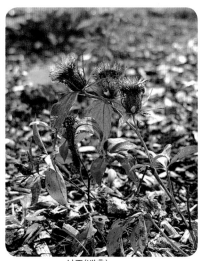

삽주(백출)

오랜 옛날부터 전해져 오는 노화예방을 위한 명주다.

◇ 약술의 효능

인삼, 백출, 진피, 생강은 위의 기능을 활발하게 하고 당귀, 천궁,
작약, 오미자는 혈행을 촉진하고 몸을 따뜻하게 한다.

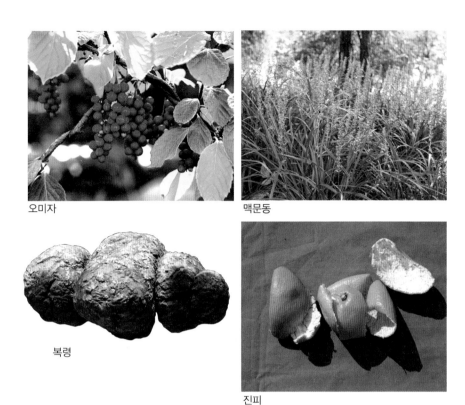

오미자

맥문동

복령

진피

복령은 보양과 이수(利水)에 효과적이고, 우슬은 허리와 다리를
튼튼하게 해준다.

◇ 재료

인삼 10g, 백출 10g, 우슬 10g, 복령 10g /오미자 5g, 천궁 10g,
당귀 10g, 작약 10g, 10g, 진피 5g, 생강 5g, 소주 1000ml,
설탕 100g, 벌꿀 100g

◇ 만드는 법

오미자는 그대로 사용하고 다른 생약은 잘게 썰어 용기에 넣은 다음에 25도짜리 소주를 붓는다. 뚜껑을 덮어 밀봉하여 시원한 곳에 보관하면 된다. 처음 4~5일 동안은 매일 1회 술을 가볍게 흔들어준다.

10일 후에 마개를 열어 건더기는 천으로 걸러내고 술은 다시 용기에 부어 설탕과 벌꿀을 넣고 잘 저어 충분하게 녹인다. 여기에 생약 건더기 1/5을 다시 넣고 밀봉한 다음 시원한 곳에 보관한다.

인삼

1개월이 지난 후에 마개를 열어 윗부분의 맑은 술만 따라내고 건더기를 천이나 여과지로 걸러낸 다음 버리고 걸러진 술은 앞의 술과 합친다. 독특하고 감칠맛 나는 흑갈색의 약술이 완성된다.

◇ 복용법

1회 20*ml*, 매일 3회, 식전이나 식사 사이에 마신다.

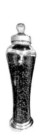
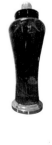

진정작용을 하고 불면증을 치료하며
초조감, 짜증, 불안 신경증, 혈색이 나쁠 때

양심술

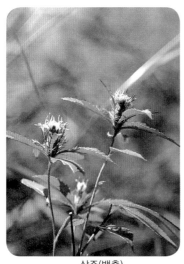

삽주(백출)

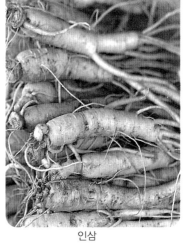

인삼

한방약인 '귀비탕(歸脾湯)'을 가감하여 담근 약술이다.

◇ 약술의 효능

신경을 진정시켜 잠이 들게 하는 작용을 한다. 신경이 날카롭고
초조감, 짜증으로 마음이 안정되지 못한 사람들에게 최고의 효과

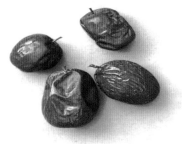

대추

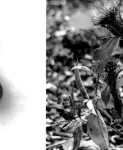

삽주(백출)

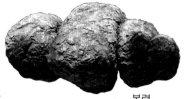

복령

를 볼 수가 있다. 이유가 없이 자주 피로하고 무력감과 식욕부진 증상이 있으며, 더구나 깊이 잠들지 못하고 꿈을 많이 꾸는 사람들에게 진정제로 사용하면 매우 좋다. 산조인은 정상 상태는 물론 커피가 야기한 흥분 상태에서도 진정·최면 효과가 있다. 경기를 안정시키고 진통 및 체온을 내리고 혈압을 낮춘다. 산조인 과실이나 산조인 즙은 혈 지방의 상승을 막아준다.

◇ 재료

인삼 10g, 백출 10g, 복령 20g, 용안육 20g, 산조인 20g, 원지 10g, 대추 10g, 소주 1000ml, 설탕 100g, 과당 50g

◇ 만드는 법

산조인은 프라이팬 등에 볶아서 잘게 부수고, 다른 약재는 잘게 썰어 용기에 넣은 다음에 소주를 붓는다. 뚜껑을 공기가 통하지 않게 밀봉하여 시원한 곳에 보관하면 된다. 처음 4~5일 동안은 매일 1회 술을 가볍게 흔들어준다.

　10일이 지난 후에 마개를 열어 건더기는 천으로 걸러내어 버리고, 술은 다시 용기에 부어서 설탕과 과당을 함께 넣어 잘 저어 충분하게 녹여준다. 여기에 생약 건더기 1/5을 다시 넣고 밀봉한 다음 시원한 곳에 보관한다.

　약 1개월이 지난 후에 마개를 열어 윗부분의 맑은 술만 따라내고 건더기는 천이나 여과지로 걸러낸 다음 버리고 걸러진 술은 앞의 술과 합친다. 완성된 술은 달콤하고 감칠맛이 나며 흑갈색을 띈다.

◇ 복용법

1회 20㎖, 매일 3회, 아침저녁의 식전과 취침 전에 마신다.

주의

　산조인은 항혈압작용, 자궁흥분작용이 있으므로 임신 중에 먹어서는 안 된다.

참고 ◆

　귀비탕(歸脾湯)은 당귀·용안육·산조인(덖은 것)·원지(법제한 것)·인삼·황기·백출·복신 각 4g, 목향 2g, 감초 1.2g, 생강 5쪽, 대조 2개를 1첩으로 하여 물에 달여서 먹는다. 효능은 심장과 비장이 허하여 식욕이 부진하고 온몸이 나른하며 가슴이 두근거리고 마음이 불안할 때, 건망증, 불면증, 식은땀, 천식, 놀랄 때 등에 쓰는데 심장신경증, 갑상선기능항진증에도 쓴다.

성기능 감퇴, 노인과 허약자의
발기부전, 조루증에 효과만점인

양위회춘술

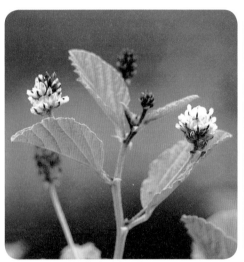

개암풀(파고지)

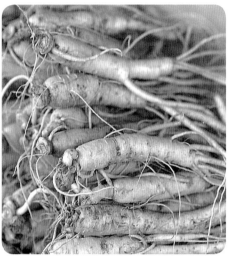

인삼

　　중국 수나라와 당나라에서부터 원나라에 걸쳐 대대적으로 이름
을 날렸던 최고의 강정약이다. 특히 음위(발기부전) 전용의 약술
로 쓰여 왔다.

◇ 약술의 효능

약효가 매우 좋아 오랫동안 복용하면 발기부전이 확실하게 치료된다고 한다. 따라서 노인과 허약자의 발기부전에 자주 이용되고 있는 것이다. 파극천은 음양곽과 같은 작용을 하여 신양허로 인한 발기부전과 요통에 좋은 효과가 있는 생약이다. 육종용은 강장·강정을 목적으로 하는 처방에 쓰이는 대표적인 보정제다. 발기부전, 허리와 다리의 냉통 등에 효과적이고, 성기능을 충실하게 하는 비약으로도 손꼽힌다. 장기간 복용해도 부작용이 전혀 없다.

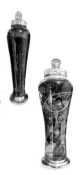

◇ 재료

인삼 20g, 파극천 15g, 육종용 30g, 구기자 20g, 파고지 15g, 소주 1000ml, 설탕 150g, 벌꿀 50g

◇ 만드는 법

구기자와 파호지는 그대로 사용하고 다른 약제는 잘게 썰어 용기에 넣고 소주를 붓는다. 뚜껑을 덮은 후 공기가 통하지 않게 밀봉하여 시원한 곳에 보관하면 된다. 처음 4~5일 동안은 매일 1회 술을 흔들어준다.

10일 후에 마개를 열어 건더기를 천으로 걸러내고 술은 다시 용기에 부은 다음 설탕과 벌꿀을 넣어 잘 섞어 충분하게 녹인다. 여기에 생약 건더기 1/5을 다시 넣고 밀봉하여 시원한 곳에 보관한다.

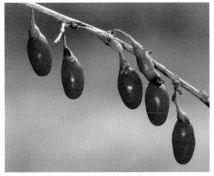
구기자나무 열매

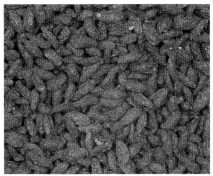
구기자

약 1개월 후에 마개를 열어 윗부분의 맑은 술만 따라내고 건더기는 천이나 여과지로 걸러낸 다음 버리고, 걸러진 술은 앞의 술과 합친다. 완성된 술은 독특한 향기와 부드러운 맛을 낸다.

◇ 복용법

1회 20㎖, 매일 2~3회, 식전 또는 식사 사이, 공복에 마신다.

주의

파호지는 약성이 매우 따뜻해 원기가 좋고 몸이 뜨거운 사람은 피해야 한다.

노후의 쇠약을 치료하고
강장 · 강정작용을 하며, 피로회복에 효과가 뛰어난

연익수불로주 (年益壽不老酒)

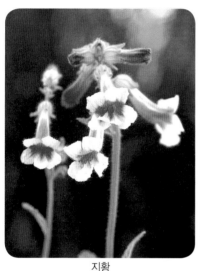
지황

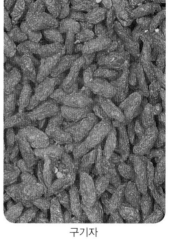
구기자

　여러 약재들이 종합적으로 노화를 방지하고 체력을 증강시키는 효능을 발휘한다.

◇ 약술의 효능
중년 이후의 체력저하, 정력감퇴, 만성피로, 식욕부진, 기력의 쇠

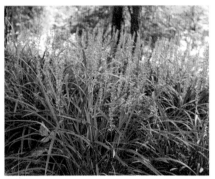
맥문동

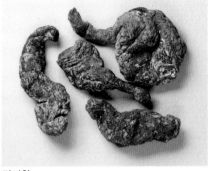
건지황

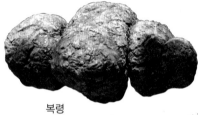
복령

퇴 등과 같은 증상을 가진 사람들이 사용하면 강장 회춘의 효과를 볼 수가 있다.

인삼은 위장 기능의 쇠약을 치료하고 하수오는 노화를 억제한다. 지황과 맥문동은 몸을 자양강장 체질로 이끌어주고 복령은 보익과 이수 효과가 있다.

◇ 재료

인삼 20g, 지황 30g, 하수오 30g,
맥문동 20g, 복령 10g, 소주 1000㎖,
설탕 150g, 과당 50g

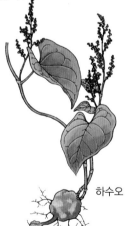
하수오

◇ 만드는 법

깨끗하게 장만된 생약을 잘게 썰어 용기에 넣은

다음에 소주를 붓는다. 그 다음 뚜껑을 덮어 공기가
통하지 않게 밀봉하여 시원한 곳에 보관하면
된다. 침전을 막기 위해 처음 4~5일 동안은
매일 1회 술을 가볍게 흔들어준다.

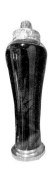

인삼

약 10일이 경과하면 마개를 열어 건
더기를 천으로 걸러내고 술은 다시
용기에 붓고 설탕과 과당을 넣어 잘
저어 충분하게 녹여준다. 여기에
생약 건더기 1/5을 다시 넣고 밀
봉하여 시원한 곳에 보관한다.

1개월 후에 마개를 열어 윗부
분의 맑은 술만 따라내고 건더기는
천이나 여과지로 걸러낸 후 버리고 걸러진 술은 앞의 술과 합친
다. 이런 과정을 거치면 독특하고 감칠맛을 지닌 흑갈색의 약술
이 완성된다.

◇ 복용법

1회 20ml, 매일 2회, 식사 전이나 식사 사이에 마신다.

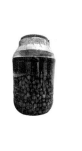

오가피의 강장·강정 효과와
황정의 고혈압과 스태미나를 증진시켜 주는

오가피 황정 만형술

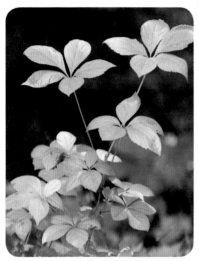
오갈피나무

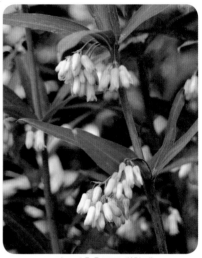
갈고리층층둥굴레(황정)

예로부터 생약인 오가피로 강장주를 만들어 왔다. 오가피에는 강
장·강정 효과와 정력을 회복시켜주는 약성이 있다.

◇ 약술의 효능

황정은 고혈압과 스태미나 증진에 효능이 뛰어나다. 또한 특이

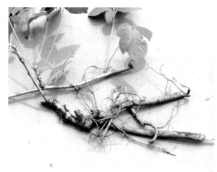

채취한 오갈피 뿌리와 나무

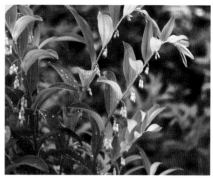

대잎둥굴레(황정)

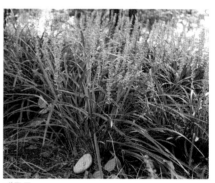

맥문동

한 방향이 있는 만형자는 강장·
소염에 좋다.

오가피는 하반신에 작용하여
허리와 다리의 나른함과 통증,
다리에 힘을 줄 수 없는 증상이
나 혹은 가벼운 수종에 효과적
이다. 간장이나 신장을 보호하고, 늑골을 강하게 하는 작용도 가
지고 있다.

만형자는 해열진통작용을 하는데, 만형자 속에 함유되어 있는
정유 성분은 진정, 진통, 소염작용을 도와 두통이나 중이염 등에
매우 효과적이다. 비타민 A가 다량 함유되어 있어서 시력장애를
완화하기도 한다.

◇ 재료

오가피 30g, 황정 40g, 만형자 30g, 소주 1800ml, 벌꿀 200g

◇ 만드는 법

황정을 깨끗이 씻어 굵은 가루로 만들어서 말린다. 오가피 역시 깨끗하게 씻어서 잘게 썰어두고, 만형자(순비기나무의 열매로 만든 약재)는 벌레를 먹지 않은 것만을 골라 깨끗하게 씻어 말린다.

준비된 생약을 용기에 넣고 소주를 부은 다음 뚜껑을 덮어 공기가 통하지 않게 밀봉하여 시원한 곳에 보관하면 된다.

약 10일 후에 마개를 열어 건더기는 천으로 걸러내어 버리고 걸러진 술은 다시 용기에 부어 벌꿀을 넣어서 잘 흔들어 충분하게 녹여준다. 여기에 생약 찌꺼기 1/5을 다시 용기에 넣고 밀봉하여 시원한 곳에 보관한다.

1개월이 지난 후에 마개를 열어 윗부분의 맑은 술만 따라내고 건더기는 천이나 여과지에 걸러서 버리고 걸러진 술은 앞의 술과 합친다.

◇ 복용법

1회 20~30ml, 매일 1~2회 마신다.

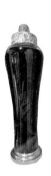
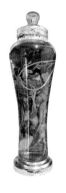

우슬, 연육, 향부자 등의 상호작용으로
여성 건강에 매우 좋은 약술인

우향연육술

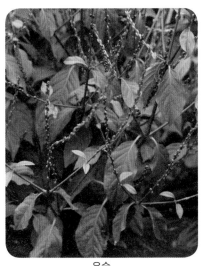

우슬

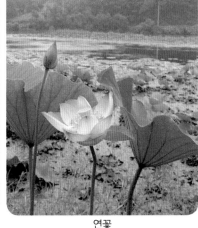

연꽃

향부자는 약방동사니의 다른 이름이며 사초과로 여려해살이풀이
다. 들에서 키 70cm 정도 자란다. 잎은 밑동에서 모여나고 긴 선형
이다. 꽃은 7~8월에 주홍색을 피고 꽃줄기 끝에 작은이삭이 달린
다. 열매는 긴 타원형 수과이고 8월에 여무는데 뿌리줄기를 약재
로 쓴다. 연자육은 연꽃의 익은 열매이다. 우슬은 쇠무릎의 생약명

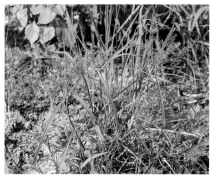

방동사니(향부자)

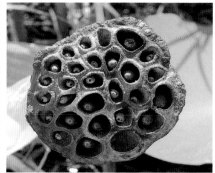

연자육

으로, 관절에 좋은 약초이다.

◇ 약술의 효능

우슬은 이뇨, 중풍, 강정, 관절염, 근육통 등에 효능이 있다. 연자육은 자양강장, 건위

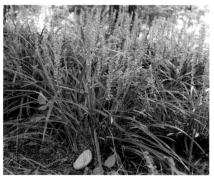

맥문동

정장 등에 좋다. 향부자는 진통, 두통, 월경불순 등의 특효약으로 사용된다. 이 세 가지의 생약으로 여성의 건강과 보건을 위한 약술을 만들 수가 있다.

우슬은 자궁을 흥분시키고 수축을 강하게 한다. 상반신의 피를 아래쪽으로 유인하고 요퇴부의 동통을 줄인다. 노인의 보약으로 효과적이며, 쇠약해지는 정력을 되살리고 하반신의 기능을 강화하여 노인성 무력증을 치료한다.

향부자의 뿌리 끝에 달린 덩이뿌리는 정유와 지방유를 함유하며, 한방에서는 두통, 복통 및 월경불순에 사용되고 민간에서 폐결핵의 진해제로도 사용된다.

◇ 재료

향부자 30g, 연자육 40g, 우슬 30g, 소주 1800ml, 벌꿀 200g

◇ 만드는 법

향부자의 다갈색 뿌리와 줄기를 깨끗이 씻어서 말린 후 적당한 크기로 썰어둔다. 연자육은 흑갈색을 띠는데, 딱딱한 껍질 속의 알맹이가 엷은 황갈색이며 약간 무거운 듯한 것이 품질이 좋다. 껍질을 벗기고 잘게 빻아서 사용하는데, 이때 씨 속에 들어 있는 녹색의 육아도 함께 사용하면 된다. 우슬은 굵고 황갈색이면서 연한 것을 골라 살짝 씻어 물기를 뺀다.

준비된 생약을 용기에 넣고 소주를 부어 밀봉한 다음 시원한 곳에 보관하면 된다.

2개월이 지난 후에 마개를 열어 윗부분의 맑은 술만 따라내고 건더기는 천으로 걸러내어 버리고 걸러진 술은 다시 용기에 부어 꿀을 넣어 충분하게 녹인다.

◇ 복용법

매일 1회 20㎖를 마신다.

허약체질, 과로, 노화방지,
식욕증진에 탁월한 효과가 있는
원지 오미자 대추술

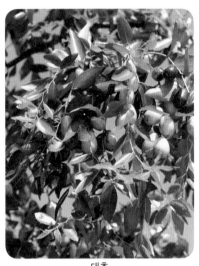

대추

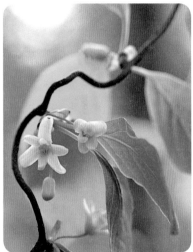

오미자 꽃

　원지는 원지과의 여래해살이풀이며 중부 이북 지방, 낮은 산 양지쪽에서 키 30cm 정도 자란다. 뿌리를 말린 것을 약으로 쓰는데 생약 이름도 원지(遠志)다.

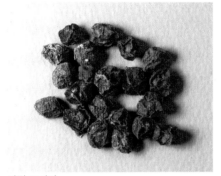

말린 오미자

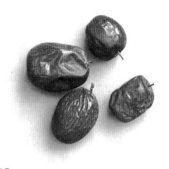

대추

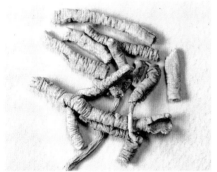

원지 뿌리(약재)

◇ 약술의 효능

원지는 신경안정과 진정, 빈혈, 불면증에 좋고, 오미자는 강정, 강장, 진해, 자양제로 좋다. 대추는 완화작용이 있기 때문에 진통에 효능이 있다.

원지, 오미자, 대추의 약 성분이 서로 상호 작용하여 허약한 사람, 과로에 시달리는 사람, 노화방지, 식욕증진에 탁

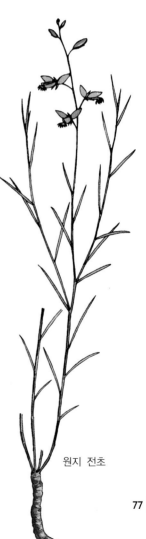

원지 전초

월한 효과를 발휘한다. 이밖에 진정의 효과도 있어 가정의 상비주로 준비를 해둘 만하다.

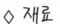

◇ 재료
원지 30g, 오미자 30g, 대추 40g, 소주 1800ml, 벌꿀 200g

◇ 만드는 법
원지를 잘 씻어 물기를 뺀 다음 잘게 썰어서 둔다. 대추는 살짝 헹구어 씨와 함께 빻아두고 오미자는 씻어서 물기를 없앤다.

준비한 재료를 용기에 넣고 소주를 붓는다. 그리고 뚜껑을 덮어 공기가 통하지 않게 밀봉한 다음에 서늘하고 그늘진 곳에서 보관하면 된다. 처음 3~4일 동안은 술의 침전을 막아주기 위해서 흔들어준다. 이렇게 하여 2개월을 보관하면 포도주 빛의 약술이 완성된다.

◇ 복용법
매일 1회 20~30ml를 마신다.

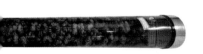

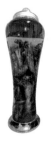

월경불순, 거친 피부, 손발 저림,
산후 조리에 좋은 효과를 볼 수 있는

익모사물술

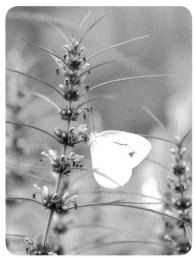

익모초

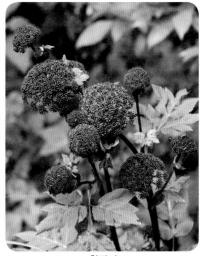

참당귀

익모초를 육모초라고도 하는데, 전초 전체를 말려서 산후의 지
혈과 복통에 사용한다. 중국에서는 이 풀의 농축액을 익모초고라
고 하는데 혈압강하, 이뇨, 진정, 진통작용이 있다. 당귀는 성질이
따뜻하고 심장을 보하며 허한 것을 도와주고, 나쁜 피를 몰아내는
정혈작용을 한다.

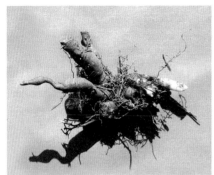

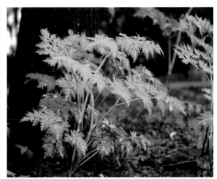

채취한 천궁 뿌리줄기

천궁 전초

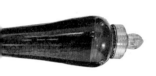

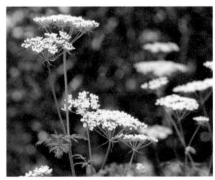

천궁 꽃

◇ 약술의 효능

혈액순환이 잘 되지 않고 정
체된 증상과 그에 따라 생기
는 증상을 개선시킨다. 혈액의 정체 때문에 생기는 월경주기의 연
장, 월경양의 감소, 무월경, 생리통 등에 효과가 있다.

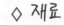

◇ 재료

익모초 20g, 당귀 20g, 천궁 20g, 작약 20g, 소주 1000ml,
설탕 100g, 벌꿀 100g

◇ 만드는 법

준비한 생약을 잘게 썰어서 용기에 넣은 다음 25도짜리 소주를 충분하게 붓는다. 그 다음 뚜껑을 덮은 후에 공기를 통하지 않게 밀봉하여 시원한 곳에 보관하면 된다. 침전을 막기 위해 처음 4~5일 동안은 매일 1회 술을 가볍게 흔들어준다.

10일이 지난 후에 마개를 열어 건더기는 천으로 걸러내 버리고 술은 용기에 다시 붓고 설탕을 넣어 충분하게 녹인다. 그 다음 다시 꿀을 넣어서 잘 섞어준다. 여기에 생약 건더기 1/5을 넣고 밀봉하여 시원한 곳에 보관한다. 약 1개월이 지난 후에 마개를 열어서 윗부분의 맑은 술만 따라내고 건더기는 천이나 여과지로 걸러내어 버리고 걸러진 술은 앞 술과 합친다. 완성된 술은 비교적 자극이 적고 진한 맛의 흑갈색을 띤다.

◇ 복용법

1회 20ml, 매일 2회, 식사 사이에 마신다.

부정 · 성기 출혈 등 생리 이외의 출혈에는 사용하지 말아야 한다.

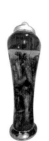
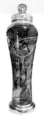
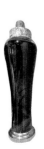

자양강장, 식욕부진, 피로권태,
노화예방, 위장쇠약증에 효능이 있는 명주

주공백세술

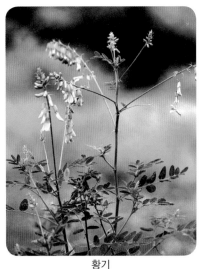

황기

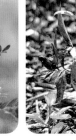

삽주(백출)

　아주 오래 전부터 중국에서 전통적으로 전해져 내려오는 유명한 약술이다. 그 내용은 지금으로부터 약 2,500년 전 동주시대의 명군이었던 주공단이 스스로 만들어 애용했다는 전설이다. 연년장수, 신선강장의 명주로, 주공은 이 약술을 마시고 장수했다고 한다.

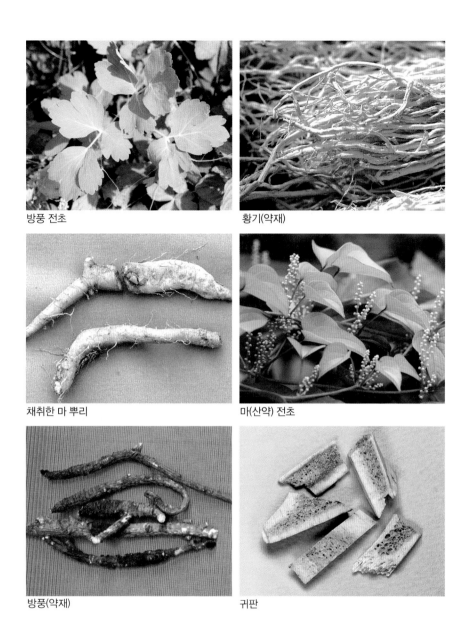

방풍 전초

황기(약재)

채취한 마 뿌리

마(산약) 전초

방풍(약재)

귀판

◇ 약술의 효능

보기, 보혈, 보신의 요소가 효과적으로 배합된 최고의 보양약이
라는 평가를 받고 있으며, 역대 왕후, 귀족들의 대부분이 이 약술

을 애용했다고 한다.

◇ 재료

인삼 5g, 황기 10g, 백출 8g, 복령 8g, 산약 8g, 구기자 8g,
오미자 8g, 육계(계피) 5g, 진피 5g, 당귀 8g, 천궁 8g,
작약 8g, 지황 10g, 숙지황 10g, 맥문동 8g, 귀판 10g,
방풍 8g, 강활 8g, 소주 1500ml, 설탕 100g, 과당 100g, 벌꿀 50g

◇ 만드는 법

깨끗하게 씻은 구기자와 오미자는 그대로 사용하고 다른 약재
는 모두 잘게 썰어 용기에 넣은 다음에 25도짜리 소주를 붓는다.
그 다음은 뚜껑을 덮고 공기가 통하지 않게 밀봉하여 시원한 곳에
보관하면 된다. 침전을 막기 위해 처음 4~5일 동안은 매일 1회 술
을 가볍게 흔들어준다.

약 10일이 지난 후에 마개를 열어 건
더기를 천으로 걸러내어 버리고 술은
다시 용기에 붓고 설탕과 과당, 벌꿀
을 넣어 잘 저어 충분히 녹인다. 여기에

남생이

생약 건더기 1/5을 다시 넣고 밀봉하여
시원한 곳에 보관한다.

1개월 후에 마개를 열어 윗부분의
맑은 술만 따라내고 건더기를 천이나

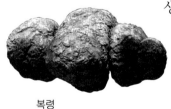

복령

여과지로 걸러낸 다음 버리고 걸러진 술은 앞
술과 합친다. 완성된 술은 독특한 한약 냄새
와 맛이 어우러진 흑갈색을 띤다.

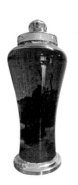

◇ 복용법

1회 20*ml*, 매일 2~3회, 식전 또는 식
사 사이, 공복에 마신다.

인삼

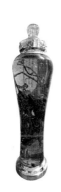

자양강장, 식욕부진, 피로권태,
노화예방, 허약체질, 위장쇠약증에 유효한

칠보술

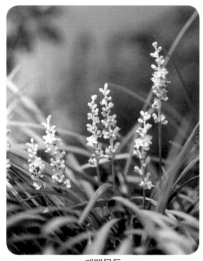

개맥문동

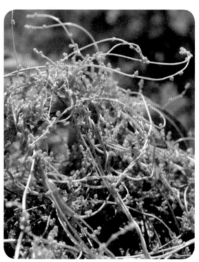

새삼

노화예방, 피로회복, 무기력증, 노화로 인한 모든 증상을 효과적
으로 다스린다고 하여 예로부터 노화를 막고 머리가 희어지는 것
을 예방하는 유명한 처방으로 전해 내려왔다.

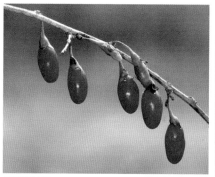
구기자나무

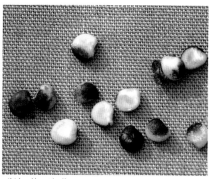
새삼 씨(토사자)

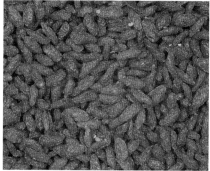
구기자

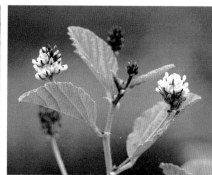
개암풀(파고지)

◇ 약술의 효능

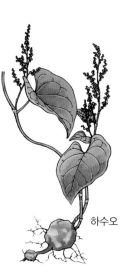
하수오

　하수오가 주된 약으로서 혈청 콜레스테롤을 억제하고 장관(腸管)으로부터 흡수되는 것을 막아 혈청 속에 지방이 머물러 있는 현상과 동맥의 내벽에 지방이 달라붙어 쌓이는 현상을 방지하는 작용이 있다. 즉, 동맥경화와 고혈압을 예방하는 역할을 하는 것이다.

　여기에 파고지, 토사자, 구기자 등에 의해서 노화예방 효과가 더욱 강화되고 복령·우슬의 이뇨작용 및 하반신을 강화시키는 효과가 더해진다.

◇ 재료

하수오 40g, 파고지 20g, 복령 20g, 토사자 30g, 구기자 20g,
당귀 15g, 우슬 15g, 소주 1000ml, 설탕 100g, 과당 80g

◇ 만드는 법

구기자, 토사자, 파고지는 그대로 사용하고 다른 생약은 잘게 썰어 용기에 넣은 다음에 25도짜리 소주를 붓는다. 그리고 뚜껑을 덮어 공기가 통하지 않게 밀봉하여 시원한 곳에 보관하면 된다. 침전을 막기 위해서 처음 4~5일 동안은 매일 1회 술을 가볍게 흔들어줘야만 된다.

약 10일 후에는 마개를 열어 건더기를 천으로 걸러내어 버리고 술은 다시 용기에 붓고 설탕과 과당을 넣어 충분하게 녹여준다. 여기에 생약 건더기 1/5을 다시 넣고 밀봉하여 시원한 곳에 보관한다.

1개월이 지나면 마개를 열어 윗부분의 맑은 술만 살짝 따라내고 건더기는 천이나 여과지로 걸러내어 버리고 걸러진 술은 앞의 술과 합친다. 완성된 술은 독특한 감칠맛과 흑갈색을 띤다.

◇ 복용법

1회 20㎖. 매일 3회, 식사 사이에 마신다.

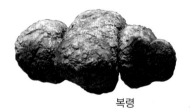
복령

무력, 권태감, 원기부족,
만성피로, 혈색이 나쁠 때

팔진술

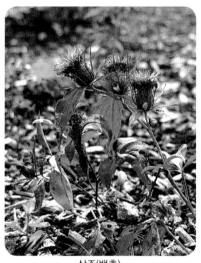

삽주(백출)

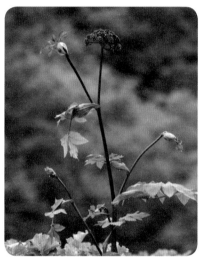

참당귀

팔진술의 원방은 팔진탕(八珍湯)이다. 기력을 보충하는 사군자탕(四君子湯)과 피를 보충하는 사물탕(四物湯)을 합친 것을 팔진탕이라고 하는데 여기에다가 알코올 성분만 더해진 것이다. 비교적 작용이 온화하기 때문에 누구라도 안심하고 마실 수가 있다.

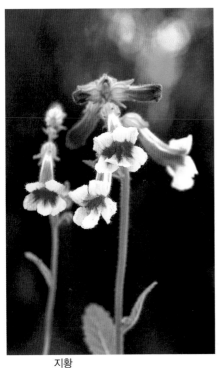

지황

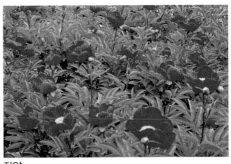

작약

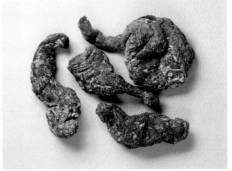

건지황

◇ 약술의 효능

만성 소화 질환 등으로 쇠약해진 기
능과 영양 상태가 부실한 경우에 특히
효과적이다.

중추신경을 흥분시켜 신진대사를
촉진하고 소화흡수를 개선한다. 그
리고 자양강장, 진정, 진경, 월경
조절에 탁월한 효과가 있다.

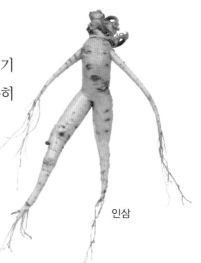

인삼

◇ 재료

인삼 15g, 백출 15g, 복령 15g, 자감초 10g, 숙지황 10g, 당귀 10g, 천궁 10g, 작약 10g, 소주 1000ml, 설탕 100g, 벌꿀 50g, 미림 50g

◇ 만드는 법

준비한 생약을 잘게 썰어 용기에 넣은 다음에 25도짜리 소주를 붓는다. 뚜껑을 덮고 공기가 통하지 않게 밀봉하여 시원한 곳에 보관하면

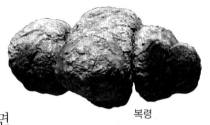

복령

된다. 침전을 막기 위해 처음 4~5일간은 매일 1회 술을 가볍게 흔들어줘야만 된다.

10일 후에 마개를 열어 건더기를 천으로 걸러내어 버리고 술은 다시 용기에 부은 후에 벌꿀과 설탕, 미림을 넣고 잘 저어 충분하게 녹인다. 여기에 생약 건더기 1/5을 다시 넣고 밀봉한 다음 시원한 곳에 보관한다.

1개월이 지나면 마개를 열어 윗부분의 맑은 술만 따라내고 건더기는 천이나 여과지로 걸러내어 버리고 걸러진 술은 앞의 술과 합친다. 완성된 술은 흑갈색의 독특한 향기를 낸다.

◇ 복용법

1회 20ml, 매일 2~3회, 식전이나 식사 사이에 마신다.

자양강장, 진정 효과가 뛰어나며
스태미나 증강에 이상적인 약술로 이름난

하수오용향술

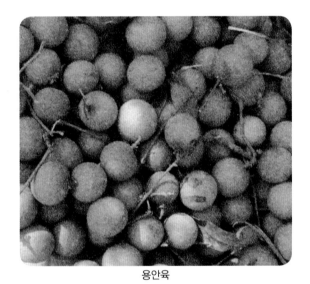

용안육

하수오의 강장·강정 효과, 용안육의 자양강장·진정 효과, 정향의 건위 효과와 특유한 방향이 어울려 스태미나 증강에 가장 이상적인 약술이다.

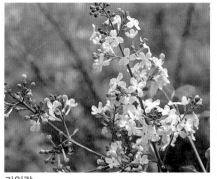
라일락

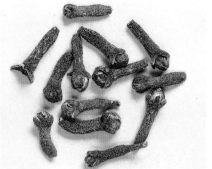
정향(약재)

◇ 약술의 효능

하수오는 노화방지작용을 하며 뇌와 간의 단백질 함량을 증가시킨다. 심장을 흥분시키는 작용이 있는데, 특히 피로가 심한 심장의 경우 강심작용이 뚜렷하게 나타난다. 간 기능의 손상을 막고 간지질 함량을 높이며 간에 지방이 쌓이는 것을 막는다. 용안은 아주 온화한 약물로서 부작용이 없고 자양강장 효과가 뛰어나다. 중국에서는 예로부터 황후가 즐겨 먹었던 식품으로 유명하며, 양귀비와 측천무후가 미용과 건강을 위해 매일 즐겼다고 한다.

하수오

정향은 정향나무의 꽃봉오리를 쓰는데 라일락과 흡사한 식물로 매우 향기롭기 때문에 그대로 또는 분말로 사용하고, 물이나 증기로 빼낸 정향유를 활용한다. 식품, 약품, 방부제 등에도 사용되지만, 발작증을 비롯하여 치과의 진통제 등으로도 쓰인다. 건위, 정장, 식욕부진, 소화불량에 효과가 있으며 딸꾹질에도 좋다.

◇ 재료

하수오 50g, 용안육 50g, 정향 10g, 소주 1800ml, 벌꿀 200g

◇ 만드는 법

하수오는 쌀알 정도 크기로 가루를 낸다. 여기에 용안육과 정향을 섞어 용기에 넣은 다음 소주를 붓는다. 그 다음 뚜껑을 덮어 공기가 통하지 않게 밀봉한 후 시원한 곳에 보관하면 된다. 침전을 막기 위해 처음 4~5일간은 매일 1회 술을 가볍게 흔들어줘야만 된다.

10일 후 마개를 열어 윗부분의 맑은 술을 따라내고 건더기는 천으로 걸러내어 버리고 걸러진 술은 앞의 술과 합쳐 다시 용기에 붓고 벌꿀을 넣어 잘 흔들어 충분하게 녹여준다. 여기에 생약 건더기 1/5을 다시 넣고 밀봉하여 시원한 곳에 보관한다. 약 1개월이 지난 후에 마개를 열어 남아 있는 건더기를 천이나 여과지로 걸러내고 복용하면 된다.

◇ 복용법

1회 20ml, 매일 1~2회 마신다.

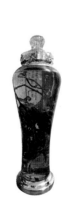
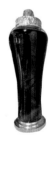

강장작용을 하며, 근골을 튼튼하게 만들고,
정혈보온, 노화예방에 효과적인

하수오회춘술

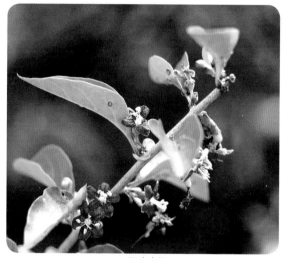

구기자 꽃

하수오회춘술은 기원전 1000년경부터 담가져 왔던 약술이다.
남녀노소를 불문하고 마실 수 있는데 특히 30세 이상의 부녀자,
또는 부부가 마시면 강장의 효과가 있고, 연육은 그 효과를 배가
시켜 준다.

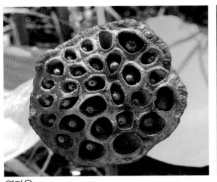
연자육

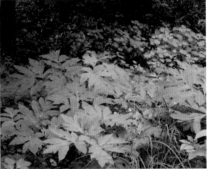
참당귀 잎

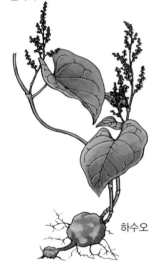
하수오

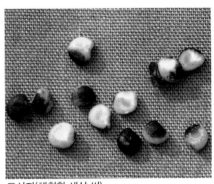
토사자(채취한 새삼 씨)

◇ 약술의 효능

　주된 약은 하수오로서 구기자, 토사자와 함께 자양강장 효과를
발휘하여 체력을 회복시켜 준다.

　당귀는 여성에게 좋은 약재이며 남성에게도 강장의 효과가 있고
연육 또한 그 효과를 배가시켜 준다.

◇ 재료

하수오 30g, 당귀 15g, 구기자 15g, 토사자 15g, 연자육 15g, 소주 1000ml, 설탕 150g, 과당 50g

◇ 만드는 법

구기자와 토사자는 그대로 사용하고 다른 것은 잘게 썰어 용기에 넣은 다음에 25도짜리 소주를 부은 후 밀봉하여 시원한 곳에 보관하면 된다. 침전을 막기 위해 처음 4~5일 동안은 매일 1회 술을 가볍게 흔들어준다.

10일 후 마개를 열어 건더기를 천으로 걸러내어 술은 다시 용기에 붓고 설탕과 과당을 넣어 잘 저어 충분하게 녹여준다. 여기에 생약 건더기 1/5을 다시 넣고 밀봉하여 시원한 곳에 보관한다.

1개월이 지나면 마개를 열어 윗부분의 술만 따라내고 건더기는 천이나 여과지로 거른 후 걸러낸 술은 앞의 술과 합친다. 완성된 술은 독특한 감칠맛이 나고 적갈색을 띤다.

◇ 복용법

1회 30㎖, 매일 2회, 식전 또는 공복에 마신다.

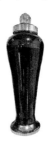

발기부전, 유정, 조루, 무력권태,
기억력 저하, 노인성 치매 등에 좋은

음양곽술

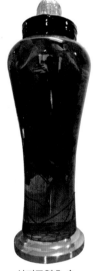

삼지구엽초 술

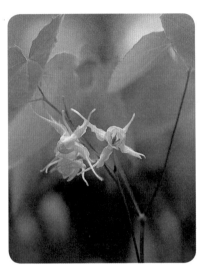

삼지구엽초 꽃

　삼지구엽초의 생약명이 음양곽인데, 산지의 숲속에 자라는 매자
나무과의 다년생초로 줄기가 30cm 내외로 가늘게 자란다. 선단에
서 3개의 가지로 갈라진다고 하여 '삼지구엽초'라고 부르며, 잎은
긴 잎자루로 난형의 소엽이 달린다. 이 잎과 줄기를 말린 것을 음
양곽이라고 한다. 꽃은 5월에 연한 노랑색의 복총상화서로 피며,

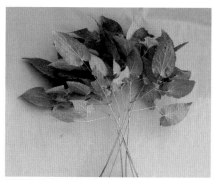
채취한 삼지구엽초 잎

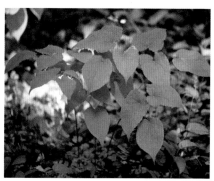
삼지구엽초 전초

열매는 삭과로 등줄기가 터진다. 주로 경기도 이북지방에 산지의 나무 밑에 분포한다. 선령비, 방장초, 엽장초, 천량금, 건계근, 황련조, 강전이라는 다른 이름으로도 불리고 있다.

◇ 약술의 효능

신허로 인한 노인성 치매, 하반신 무력, 권태에 효과가 크다. 음양곽의 최음작용은 정액의 분비가 왕성해지는 작용 때문에 생기는 것인데, 정낭의 충만으로 인한 지각신경계의 자극에 의해 간접적으로 흥분이 일어나는 것이라고 한다. 최고의 정력제라고 알려져 있는 삼지구엽초는 여성의 월경장애, 불임증, 불감증에도 뛰어난 효과가 있다고 한다.

◇ 채취 시기와 이용 부위

여름부터 가을 사이에 삼지구엽초의 잎과 줄기를 채취하여 그늘에서 말린다.

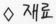

◇ 재료

음양곽 60g, 소주 1000ml, 설탕 100g, 과당 50g

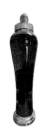

◇ 만드는 법

잘게 썬 음양곽을 용기에 넣은 다음 25도짜리 소주를 넣는다. 그 다음 뚜껑을 덮어 밀봉하여 시원한 곳에 보관하면 된다. 침전을 막아주기 위해 처음 4~5일 동안은 용기를 흔들어준다.

10일 정도가 지난 후에 마개를 열어 건더기를 천으로 거른 다음에 찌꺼기는 버리고 술은 다시 용기에 부어 설탕과 과당을 넣어 충분하게 녹인다. 여기에다가 생약 찌꺼기 1/5을 다시 넣어 밀봉하여 시원한 곳에 보관한다.

1개월 후에 마개를 열어 남아 있는 건더기를 천이나 여과지로 걸러내면 완성된다. 완성된 술은 호박색을 띠며 씁쓸한 맛을 낸다.

◇ 복용법

1회 30ml, 매일 2~3회, 식전 또는 식사 사이에 마신다.

삼지구엽초의 한방 이용법

●

삼지구엽초의 생약명은 음양곽(淫羊藿) 또는 선령비(仙靈脾)라고 한다.

◇ 약성

맛은 맵고 달며 성질은 따뜻하다.

◇생약의 효능

보신, 강장, 강정, 거풍, 최음, 제습

● 보신, 강장, 강정, 음위, 발기불능, 생리불순, 권태무력, 건망증, 신경쇠약, 반신불수, 수족경련, 소변임력 등을 치료한다.

◇ 생약 이용법

● 주치증에 삼지구엽초를 1회 4~8g씩 물 200ml로 달여서 복용한다.

● 저혈압, 식욕부진에 삼지구엽초 60~70g을 빙당 300~400g

과 함께 소주 1.8 *l* 에 넣고 1개월 정도 숙성시킨 것을 쓰는데, 하루 3번 식간에 1잔씩 복용한다. 불면증에는 이 술을 자기 전에 1잔씩 마시면 효과를 볼 수 있다.

- 삼지구엽초 200g, 설탕 100g을 소주 2 *l* 에 담가 3개월 정도 숙성한 <u>선령비술</u>은 중풍에 의한 반신불수에 쓴다. 하루 2번 조금씩 복용한다. 이 술을 자기 전에 1~3잔씩 계속 복용하면 저혈압, 당뇨병, 심근경색의 치료 효과가 있다.

- 음양곽 6~8g을 달여 매일 복용하면 여성의 월경장애, 불임증 등에 효과를 볼 수 있다.

- 고혈압, 고지혈증, 신경성 고혈압 등에는 음양곽과 선모를 각각 10~20g씩 차로 끓여 마시면 효과가 있다.

- 음양곽 15g, 인삼 3g을 물로 달여서 아침 저녁으로 마시면 여성과 남성의 불임에 효과가 있다.

- 음양곽 1kg, 새삼씨 · 더덕 · 잔대 각각 800g을 진하게 달여 꿀을 넣어 고약처럼 만든 <u>삼지구엽초고</u>를 1회 15~30g씩 하루 3번 복용하면 허약한 체질의 사람에게 좋다.

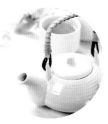

산후의 생리이상, 일반 생리불순,
진정, 진통, 부인의 보건 약으로 유명한
익모초술

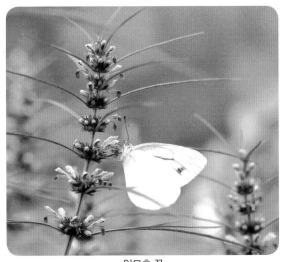

익모초 꽃

꿀풀과의 두해살이풀로 들에서 자란다. 높이는 약 1m이다. 육모
초라고도 불린다. 가지가 갈라지고 줄기단면은 둔한 사각형이며,
흰 털이 나서 흰빛을 띤 녹색으로 보인다. 잎은 마주나는데, 뿌리
에 달린 잎은 달걀 모양 원형이고 둔하게 패어 들어간 흔적이 있
으며, 줄기에 달린 잎은 3개로 갈라진다.

◇ 약술의 효능

전체를 말려서 산후의 지혈과 복통에 사용한다. 중국에서는 이 풀의 농축액을 <u>익모초고</u>라고 하는데, 혈압강하, 이뇨, 진정, 진통 작용이 있다.

혈액순환 개선제이며, 월경을 조절하고 혈독을 해소시키므로 주로 여성에게 쓰인다. 일종의 자궁 흥분제로서 자궁근육의 수축과 긴장을 현저히 늘려주는 작용이 있어 여성의 생식기능 저하로 인한 불임증에 많이 사용된다.

◇ 채취 시기와 이용 부위

이른 여름에 익모초의 꽃이 피기 전에 전체를 채취해 바람이 잘 통하는 그늘에서 말린다.

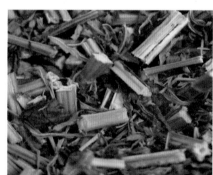

익모초(약재)

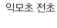

익모초 전초

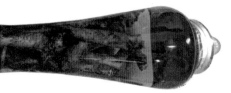

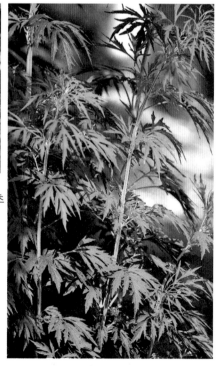

◇ 재료

익모초 150g, 소주 1000ml, 설탕 100g, 과당 50g

◇ 만드는 법

잘게 썬 익모초를 용기에 담은 후에 20도짜리 소주를 붓는다. 그 다음 뚜껑을 덮고 밀봉하여 시원한 곳에 보관하면 된다. 5일 동안 침전을 막기 위해 매일 1회 이상 용기를 가볍게 흔들어준다.

7일 후에 마개를 열어 건더기를 천으로 걸러내어 찌꺼기는 버리고 술은 다시 용기에 부은 다음에 설탕, 과당을 넣어 충분하게 녹인다. 여기에다가 생약 찌꺼기 1/5을 다시 용기에 넣고 밀봉한 다음 시원한 곳에 보관한다.

1개월 후에 나머지 건더기를 천이나 여과지로 걸러내면 술이 완성된다. 완성된 술은 갈색을 띠며 약간 씁쓸한 맛을 낸다.

◇ 복용법

1회 20ml, 매일 3회, 식전 또는 식사 사이에 마신다.

익모초의 한방 이용법

●

익모초의 생약명은 익모초(益母草) 또는 충위라고 하는데 전초를 말린 것이며, 씨를 말린 것은 충위자라고 한다.

◇ 약성

맛은 맵고 쓰며 성질은 조금 차갑다.

◇ 생약의 효능

활혈, 거어, 조경, 이뇨, 항암

- 산후출혈, 태루난산, 산후혈훈, 산후어혈복통, 월경불순, 월경통, 월경이 멈추지 않는 증세, 급성 신염, 소변불리, 악성종양, 식욕부진 등을 치료한다.

◇ 생약 이용법

- 말린 약재를 1회 4~10g씩 달이거나 가루내어 복용한다.
- 설사에는 말린 약재를 1회 7~8g씩 달여 2~3회 복용한다.
- 익모초 300, 당귀 38, 함박꽃 75, 목향 75를 섞어 만든 익모환은 월경불순, 징가 등에 쓴다. 1회에 6g씩 하루에 2~3번 복용한다.
- 산후출혈에는 익모초 10g, 생지황 6g, 황주 200ml를 함께 질그

릇에 담아 물이 든 솥에 앉혀 푹 쪄낸 것을 1회 50㎖씩 하루에 2번 복용한다. 연속 며칠 복용하면 출혈이 멎는다.

- 눈의 누낭염에는 익모초 씨를 1회 3~5g씩 달이거나 가루내어 하루에 3번 나누어 4~5일 복용한다.

- 여름에 생풀을 찧어 즙을 내서 1컵씩 마시면 식욕이 돋고 소화가 잘 된다.

- 종기에는 말린 약재를 1회 7~8g씩 달여서 4~5회 복용하면서 달인 물을 환부에 바른다.

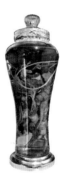

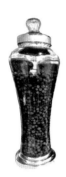

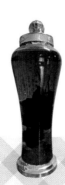

급만성 신염, 방광염, 이뇨, 해독,
건위, 정혈작용에 매우 효과적인

인동술

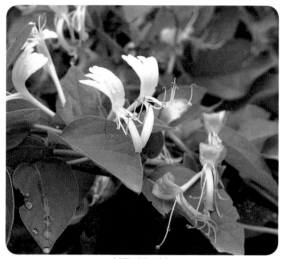

인동덩굴 전초

인동덩굴은 각지의 산야에 자생하는 다년초덩굴인데 한약재로
많이 쓰인다. 5~6월에 백색, 또는 엷은 황색의 꽃이 피어 차츰 황
색으로 변한다. 황색, 백색의 꽃이 한곳에서 착색하므로 '금은화
(金銀花)'라는 별명이 붙여졌으며, 겨울에도 잎과 덩굴이 마르지
않고 월동한다고 하여 '인동(忍冬)덩굴'이라고 부른다. 열매는 작

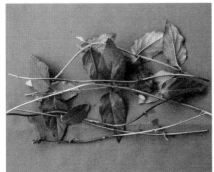

채취한 인동덩굴 잎과 줄기

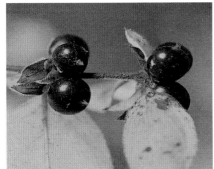

인동덩굴 열매

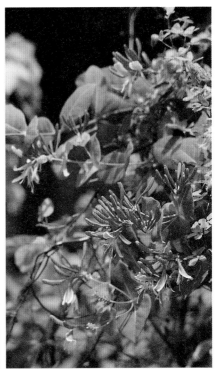

잔털인동

은 구형으로 장과이며 검게 익는다.

꽃잎으로 만든 술은 아름다운 담청색을 띄며 달콤하고 향기로우며, 줄기와 잎으로 만든 술은 엷은 갈색으로 떫은 맛, 쌉쌀한 맛, 달짝지근한 맛을 낸다.

◇ 약술의 효능

이뇨·방광염·신장병·각종 부스럼, 종기 등의 피부병에 효능이 있다.

◇ 채취 시기와 이용 부위

술을 담글 때는 황색으로 향기가 좋은 꽃을 사용하는 것이 좋으며, 줄기나 잎은 햇볕에 잘 말려 5mm 정도로 잘게 썰어 살짝 물에 헹궈 물기를 뺀 다음 사용한다. 한약 건재상에서 구할 수가 있다.

◇ 재료

금은화 꽃 *100g*, 줄기나 잎 *100g*, 소주 *1800ml*

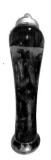

◇ 만드는 법

생약인 금은화, 잎, 줄기를 용기에 넣은 후에 소주를 붓는다. 그 다음 뚜껑을 덮어 밀봉한 다음 시원한 곳에 보관하면 된다.

2개월쯤 지나면 술이 익는데 건더기는 천이나 여과지로 걸러내어 버리고, 술은 주둥이가 좁은 병으로 옮긴다. 이때 꿀이나 설탕을 가미하여 흔들어준다.

◇ 복용법

정해진 용량은 없지만 너무 많이 마시지 않도록 한다.

인동덩굴의 한방 이용법

●

인동덩굴의 생약명은 금은화(金銀花)인데 꽃을 말린 것이며, 잎이 붙은 덩굴을 말린 것은 인동등(忍冬藤)이라고 한다.

◇ 약성

맛은 달고 성질은 차갑다.

◇ 생약의 효능

금은화 : 청열, 해독, 소종, 수렴

● 온병발열, 열독혈리, 종독(腫毒), 나력(癩), 치루(痔漏), 감기, 이질, 장염, 종기의 치료

덩굴(인동등) : 청열, 해열, 통경락, 이뇨, 소종

● 온병발열, 근골통증, 소변불리, 황달, 간염, 종기의 치료

◇ 생약 이용법

● 말린 약재를 1회에 4~10g씩 달여서 복용한다.

● 금은화 40, 연교 40, 도라지 24, 참대잎 16, 갯완두 20, 박하 24, 우엉씨 24, 형개이삭 16, 감초 20으로 만든 은교산은 감기, 급성

열병 초기에 쓴다. 1회에 8~12g씩 달여서 하루 3번에 나누어 복용한다.

- 금은화, 진피(귤껍질), 황기, 하늘타리뿌리, 방풍, 당귀, 궁궁이, 구릿대, 도라지, 후박, 천산갑, 주엽나무 가시로 만든 <u>탁리소독산</u>은 화농성 염증에 쓴다. 1회에 8~12g씩 달여서 하루 3번에 나누어 복용한다.

- 종기에는 꽃이나 잎을 말린 약재를 가루내어 물에 개어서 환부에 바른다.

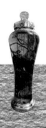

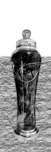

원기부족, 설사, 자주 피로를 느낄 때,
무기력한 체질의 개선에 효과적인

인삼술

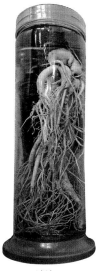

인삼주

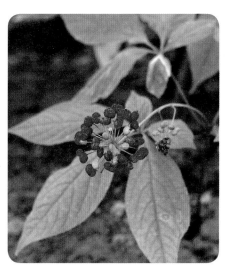

인삼 열매

인삼은 두릅나무과로 여러해살이풀이고 약초로 재배하며 키 60cm 정도 자란다. 잎은 돌려나고 손바닥 모양의 겹잎이며, 작은잎은 달걀 모양이고 가장자리에 톱니가 있다. 꽃은 암수한그루이며 4월에 연한 녹색으로 피고, 잎 가운데서 나온 긴 꽃줄기 끝에 작은 꽃이 모여 달린다. 열매는 핵과이고 선홍색으로 익는다.

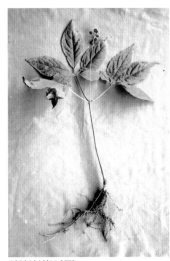

산양산삼(3년근)

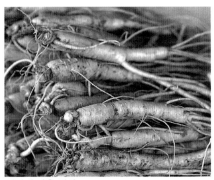

시장에 나온 인삼

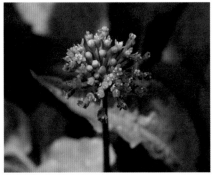

인삼 꽃

◇ 약술의 효능

인삼은 만성 허약체질
의 개선에 적당하다. 신
경의 흥분전도를 빠르게 하고 원기를 보충하며, 심장의 수축력을
강하게 한다. 소화기를 튼튼하게 하며 특히 적혈구, 혈색소를 증
가시키고, 골수의 대사 촉진작용에 의한 백혈구의 증가에도 효과
가 있다. 폐활량을 늘리며 숨이 차고 땀을 많이 흘릴 때 좋으며, 배
뇨량을 감소시키고 발열성 질환, 탈수 등에 의한 갈증을 풀어준다.

◇ 채취 시기와 이용 부위

가을에 6년 된 인삼 뿌리를 캐어 가공한다. 인삼은 가공 방법에
따라 수삼, 백삼, 홍삼, 당삼 등으로 나눈다.

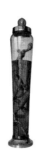

◇ 재료

고려인삼 15g, 소주 1000㎖,
설탕 100g, 벌꿀 50g

◇ 만드는 법

잘게 썬 인삼을 용기에 넣고 25
도짜리 소주를 부은 다음 뚜껑을 덮어 밀봉하여 시원한 곳에 보관
하면 된다. 침전을 막아주기 위해 5일 동안은 매일 1회 이상 용기
를 가볍게 흔들어준다.

10일이 지나면 개봉하여 천으로 술을 거른 다음 설탕과 벌꿀을
넣어 잘 녹인다. 여기에다가 생약 찌꺼기를 1/10쯤 다시 넣어 시
원한 곳에 보관한다. 1개월이 지난 후에 뚜껑을 열고 윗부분의 맑
은 술만 용기에 따라 붓고, 남은 액은 두 겹의 천으로 거른다.(이
액은 약간 탁한 색을 띠고 있어 다른 용기에 담아 이것부터 마시
는 것이 좋다) 술은 아름다운 호박색에 격조 높은 향기, 약간 쌉쌀
하고 감칠맛이 나는 부드러운 맛이 일품이다.

◇ 복용법

1회 20㎖, 매일 2회, 아침저녁으로 식사 전에 마신다. 브랜디를
약간 첨가해서 마시면 더욱 맛있는 술이 된다.

인삼은 일시적으로 혈압을 높이기 때문에 혈압이 높은
사람은 삼가는 것이 좋다.

인삼의 한방 이용법

●

인삼의 생약명은 인삼(人蔘)이며 뿌리를 말린 것이다.

◇ 약성

맛은 달고 조금 쓰며 성질은 조금 따뜻하다.

◇ 생약의 효능

대보원기, 보비익폐, 생진지갈, 안신증지

- 폐 기능·간 기능의 개선, 항암 효과, 피로회복, 면역력 강화, 노폐물과 독성 물질 배출, 당뇨병 예방, 심장 질환 예방, 퇴행성 질병 예방, 식욕부진, 상복부팽만감, 반위토식, 설사, 건망증, 현훈두통, 양위, 빈뇨, 소갈, 붕루, 소아만경, 기혈 부족증 등을 치료한다.

◇ 생약 이용법

- 인삼 한 가지로 된 독삼탕은 원기가 몹시 허약한 허탈증에 쓴다. 18~37g을 달여 1번 또는 2~3번 복용한다. 약재를 가루내어 1회에 1~3g, 하루 2~3번 복용하기도 한다.
- 인삼 8g, 백출 8g, 복령 8g, 감초 2g을 섞어 만든 사군자탕은 기를 보하는 기본 처방으로서 몸이 허약하고 기운이 없는 데, 만성

위장염, 위무력증 등에 쓴다. 물로 달여서 하루 3번에 나누어 복용한다.

- 인삼 · 백출 · 백복령 · 감초 · 숙지황 · 백작약꽃 · 천궁 · 당귀 · 황기 · 육계를 각각 같은 양으로 만든 <u>십전대보환</u>은 기혈이 부족한 허약자의 보약으로 쓴다. 1회에 2.5~5g씩 하루 3번 복용한다.
- 인삼 9, 생지황 95, 백복령 18, 꿀 60을 섞어 만든 <u>인삼지황엿 (경옥고)</u>은 몸이 허약한 사람에게 보약으로 쓰는데 특히 폐결핵 환자에게 쓰면 좋다. 1회에 10~20g씩 하루 3번 복용한다.

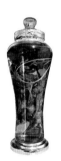
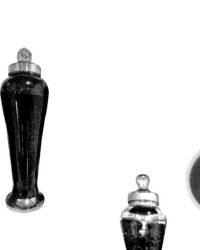
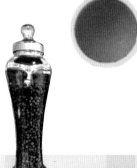

간암, 간경화, 간홍, 간위, 백혈병 같은
난치병에 탁월한 효과가 있는 명주

재실술

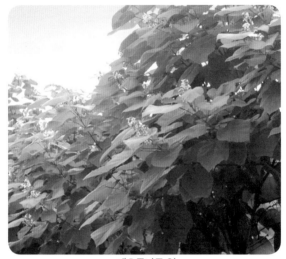

개오동나무 잎

개오동나무는 능소화과에 속하는 낙엽활엽교목으로, 마을 부근
에서 높이 10~20m 자라며 나무껍질은 잿빛을 띤 갈색이다. 잎은
마주나고 넓은 달걀 모양이며 잎자루는 자줏빛을 띤다. 꽃은 6~7
월에 노란빛을 띤 흰색으로 피고, 가지 끝에 많이 모여 달린다. 열
매는 삭과이고 긴 선형이며 10월에 익는다.

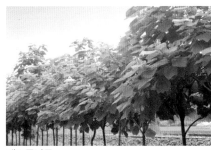
개오동나무

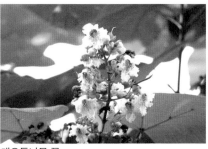
개오동나무 꽃

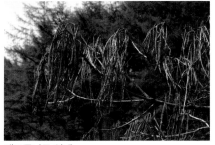
개오동나무 열매

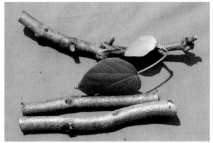
채취한 개오동나무 줄기

　개오동나무에 대한 동양의약적인 기술은『신농본초강목』35권에 기록되어 있고, 그 잎은 소종약으로 쓰고 뿌리껍질은 살충제로 쓰여졌다. 이 식물의 과실은 현대약학에서 그 생약명을 재실(梓實) 또는 자실이라 해서 약용한다. 꽃이 좋아 정원수, 가로수, 공원수로도 관상 가치가 높으며 옛날에는 황금수, 영목, 노끈나무라고 부르기도 했다.

　◇ 약술의 효능

　생약인 재실은 이뇨약으로 쓰이는데, 이 약은 천연의 이뇨제로 부작용이 없기 때문에 널리 이용되어 부종, 신장 기능장애 및 혈압의 조정에 이용되는 약재가 된다. 옥수수수염과 함께 사용하면 효과가 더욱 좋아진다. 간암, 간경화, 간홍, 간위, 백혈병 같은 난치병에 탁월한 효과가 있다고 한다.

◇ 채취 시기와 이용 부위

가을에 열매를 완전히 익은 후에 따서 햇볕에 말린다. 뿌리껍질과 잎, 줄기는 가을부터 이른봄 사이에 채취하여 잘게 썬 후 햇볕에 말린다.

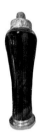

◇ 재료

개오동열매 200g, 소주 1000ml, 설탕 100g, 과당 50g

◇ 만드는 법

잘게 썬 개오동열매를 용기에 넣은 후에 25도짜리 소주를 붓는다. 그 다음 뚜껑을 덮어 밀봉하여 시원한 곳에 보관하면 된다. 침전을 막기 위해 5일 동안은 매일 용기를 가볍게 흔들어준다.

10일 후에 뚜껑을 열어 천으로 건더기를 거른 후 술을 용기 속에 다시 넣고 설탕과 과당을 넣어 충분하게 녹인다. 여기에다가 생약 찌꺼기 1/5을 넣고 밀봉하여 시원한 곳에 보관한다. 1개월 이상 지나면 개봉하여 나머지 건더기를 천이나 여과지로 걸러내면 완성된다. 술은 투명하고 담백하다.

◇ 복용법

1회 30㎖, 매일 3회, 식사 전에 마신다.

개오동나무의 한방 이용법

●

개오동나무의 생약명은 재백피(梓白皮)로 뿌리껍질을 말린 것, 재엽(梓葉)은 잎을 말린 것, 재실(梓實)은 열매를 말린 것, 재목(材木)은 줄기를 말린 것으로 각자 효능이 조금씩 다르다.

◇ 생약의 효능

청열, 이뇨, 소종, 해독, 살충

● 재백피 : 고열, 황달, 반위, 피부 가려움증, 창개 등을 치료한다.
● 재목 : 수족통풍, 곽란으로 토하지 않고 내려가지 않는 것 등을 치료한다.
● 재엽 : 화란창, 소아장열, 창개, 피부 가려움증 등을 치료한다.
● 재실 : 만성 신염, 부종, 소백뇨 등을 치료한다.

◇ 생약 이용법

● 말린 열매를 하루 10~15g 달여 신장염, 각기, 부종 등에 쓴다.
● 감기로 인한 고열에는 말린 뿌리껍질을 하루에 10g 정도 달여 복용한다.
● 종기와 피부 가려움증에는 말린 뿌리껍질 달인 물을 헝겊에 적셔 환부를 냉습포한다.

복부냉증, 구토, 식욕부진, 복통,
소화불량, 딸꾹질 등에 효과가 있는 명주

정향술

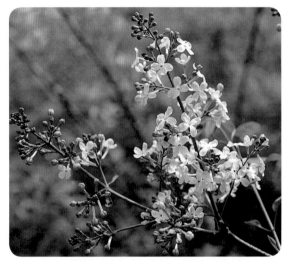

정향(라일락과 비슷하여 구별하기 어렵다.)

물푸레나무과의 상록소교목으로 줄기는 높이가 4~7m이다. 잎
은 마주나고 향기가 있으며 바소꼴이다. 꽃은 흰색으로 가지 끝
에 모여 달리고 꽃잎은 4개다. 라일락과 비슷하게 생겨서 구별하
기가 어렵다. 꽃봉오리의 형태가 못처럼 생기고 향기가 있어 정향
(丁香)이라고 부른다.

◇ 약술의 효능

식품, 약품, 방부제 등에 쓰거
나, 발작증을 비롯하여 치과에서
진통제 등으로 쓴다. 서양에서는
주로 향료로 쓰이는데, 스파이스
(매운 향신료)로 유명하다. 정향
의 에탄올 엑기스 및 수냉 침액

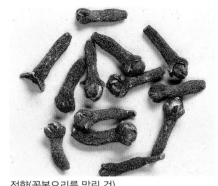
정향(꽃봉오리를 말린 것)

에는 자궁수축작용이 있다. 정유가 15~20% 들어 있는데, 오이게
놀, 아세틸 오이게놀, 풀프랄, 오이게닌, 타닌 등이 주요 성분이다.
건위, 정장, 식욕 부진, 소화불량에 효과가 있으며 딸꾹질에도 좋다.

◇ 채취 시기와 이용 부위

꽃이 피기 전의 꽃봉오리를 수집하여 말린 것을 정향 또는 정
자라고 한다. 향기가 매우 좋기 때문에 그대로 또는 분말로 사용
하고, 물이나 증기로 빼낸 정향유를 활용한다. 정향은 그 산출량
이 적기 때문에 꽃봉오리뿐만 아니라 꽃대와 열매까지도 모두 이
용하고 있다.

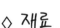

◇ 재료

정향 100g, 소주 1000ml,
설탕 100g, 과당 50g

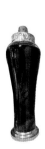

◇ 만드는 법

정향을 가늘게 썰어 용기에 담은 후에 25도짜리 소주를 붓는다. 그 다음 뚜껑을 덮어 밀봉하여 시원한 곳에 보관하면 된다. 4~5일 동안은 침전을 막기 위해 매일 1회 이상 용기를 가볍게 흔들어준다.

10일째에 천으로 건더기를 거른다. 거른 술을 용기에 다시 붓고 설탕과 과당을 넣어 녹인다. 여기에다가 생약 찌꺼기 1/10을 다시 넣고 밀봉한 다음 시원한 곳에 보관한다. 1개월이 지나서 나머지 건더기를 천이나 여과지로 걸러내면 완성된다. 술은 짙은 갈색을 띠며 향기가 좋다.

◇ 복용법

1회 20ml, 매일 2회, 식전마다 마신다.

정향의 한방 이용법

●

정향은 물푸레나무의 큰키나무인 정향(丁香)의 꽃봉오리를 말린 것
이다.

◇ 약성

맛은 맵고 성질은 따뜻하다.

◇ 생약의 효능

비위를 따뜻하게 해주고 구토를 멈춰주며 신장을 따뜻하게 해준다.
비위가 허한(虛寒)하여 배가 차갑고 아프며 토하거나 설사하고 입
맛이 없을 때, 소화장애, 딸꾹질, 구토, 신허로 인한 요슬산통, 음부가
차갑고 아플 때, 회충증 등을 치료한다.

◇ 생약 이용법

● 정향, 사인, 백출 같은 양을 섞어 만든 정향산(丁香散)은 비위가
  허한하여 입맛이 없고 토하고 설사할 때 쓴다. 한 번에 2~3g씩
  하루 3번 복용한다.
● 정향 4g, 시체 · 인삼 · 진피(陳皮) · 고량강 각각 19g, 백복령 4g,

반하 4g, 감초 9g, 생강 29g을 섞어 만든 <u>정향시체산</u>(丁香柿散)은 위가 허한하여 딸꾹질(애역)할 때 쓴다. 가루내어 한 번에 12g씩 달여 복용한다.

● 정향 3g, 사인 6g, 토목향 6g, 향부자 6g, 진피(陳皮) 8g 등에 기를 잘 돌아가게 하고 통증을 멈추는 약을 섞어 위통에 쓴다. 달여서 하루 3번에 나누어 복용한다.

◇용량

하루 2~3g.

열증에는 쓰지 않는다. 울금과 배합금기이다.

허약체질, 식욕부진, 감기에
잘 걸리는 사람에게 효과적인
건중술

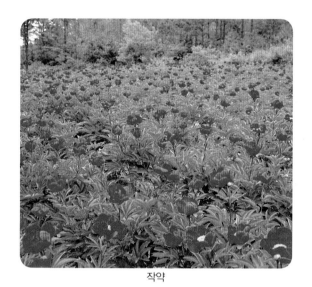

작약

작약은 중국에서는 꽃이 아름다워 원예화초로 진·명시대에 이미 관상용으로 재배되었다. 송을 거쳐 청조시대까지 수십 종류의 품종이 기록되어 있다.

미나리아재비과이며 여러해살이풀. 깊은 산에서 키 40~50cm 자란다. 뿌리는 굵고 육질이며 밑부분이 비늘 같은 잎으로 싸여 있다.

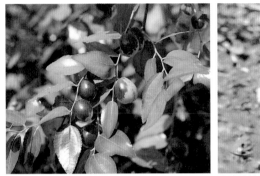
대추나무

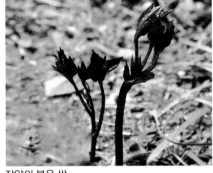
작약의 붉은 싹

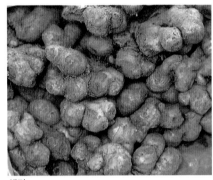
생강

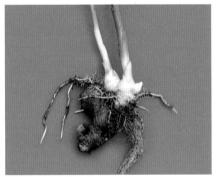
생강의 뿌리 줄기

잎은 어긋나고 깃털 모양이며 작은잎은 긴 타원형이다. 꽃은 5~6월
에 붉은색·흰색 등으로 피고 원줄기 끝에서 1송이씩 달린다. 열매
는 달걀 모양의 골돌과이고 8~9월에 익는다. 어린 잎을 식용한다.

◇ 약술의 효능

작약이 중심이 되어 대추, 감초와의 상호작용으로 진통·진경 효
과를 올릴 수 있다. 뿌리는 진통, 복통, 월경통, 무월경, 토혈, 빈혈,
타박상 등의 약재로 쓰인다.

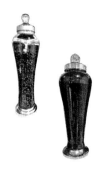

◇ 재료

게피 20g, 작약 30g, 대추 20g,
자감초 15g, 생강 10g, 소주 1000ml,
벌꿀 50g

◇ 만드는 법

준비한 재료를 잘게 썰어 용기에 넣고 소주를 붓는다. 그 다음에
는 밀봉하여 시원한 곳에 보관하면 된다. 처음 4~5일 동안은 매일
1회 술을 가볍게 흔들어준다.

10일 후에 마개를 열어 건더기를 천으로 걸러내어 술은 다시 용
기에 붓고 벌꿀을 넣는다. 생약 건더기 1/5을 다시 넣고 밀봉하여
시원한 곳에 보관한다.

1개월 후에 마개를 열어 윗부분의 맑은 술만 따라내고, 건더기
는 천이나 여과지로 걸러낸 후 버리고 걸러진 술은 앞의 술과 합
친다. 완성된 술은 달콤하고 부드러운 갈색을 띤다.

◇ 복용법

1회 20㎖, 매일 3회 식전에 마신다.

무기력, 피로권태, 몸이 마르고
피부가 거칠어질 때, 식욕부진, 구갈증에

고본술

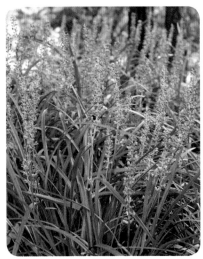
맥문동

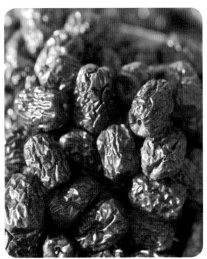
말린 대추

◇ 약술의 효능

몸이 마르고 피부에 윤기가 없을 때, 자꾸 목이 타서 물을 많이 마시고 몸에 힘이 없을 때, 쉽게 피로해지고 식욕부진일 때, 영양불량일 때, 기능이 떨어질 때에 효과를 볼 수 있다.

고본술에 사용되는 모든 약재는 자양강장 효과가 있으며 체액

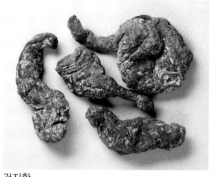
건지황

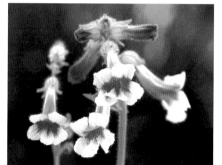
천문동

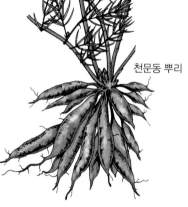
천문동 뿌리

지황

의 소모를 줄이고 영양을 보충한다. 인삼, 숙지황은 혈당강하작용
을 한다. 특히 인삼은 인슐린을 만드는 데 필요한 작용을 하는 것
으로 밝혀져 당뇨병에 매우 유효하다.

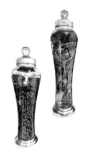

◇ 재료

지황 25g, 숙지황 25g, 인삼 10g, 맥문동 20g,
천문동 20g, 소주 1000ml, 설탕 100g, 과당 50g

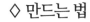

인삼

◇ 만드는 법

준비한 생약을 가늘게 썰어 용기에 담고 소
주를 붓는다. 밀봉한 다음 시원한 곳에 보
관하면 된다. 처음 4~5일 동안은 매일 1
회 술을 가볍게 흔들어준다.

10일 후에 마개를 열어 건더기를 천
으로 걸러내고 술은 용기에 다시 부어
설탕과 과당을 넣어 잘 저어서 녹인다.
여기에 생약 건더기 1/5을 다시 넣고 밀
봉하여 시원한 곳에 보관한다.

1개월이 지난 후에 마개를 열어 윗부분의 맑은 술만 따라
낸 다음에 나머지 건더기는 천이나 여과지로 걸러내어 버리고 걸러
진 술은 앞의 술과 합친다. 완성된 술은 감칠맛이 나는 흑색을 띤다.

◇ 복용법

1회 20㎖, 매일 3회, 식사 사이에 마신다.

정력 감퇴, 음위(성교불능), 무기력,
노후강장, 피로권태에 효과가 있는

구기 황정술

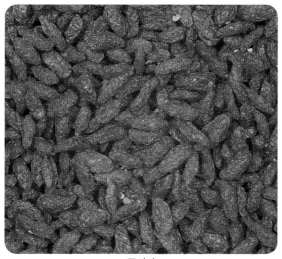

구기자

구기환(枸杞丸)을 약술로 만든 것인데, 오히려 환제보다도 약술
이 더 효과적이라고 한다. 그것은 알코올이 들어가 효과가 높아
진 것이라 하겠다.

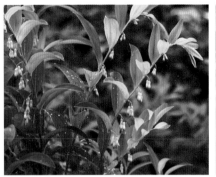
대잎둥굴레

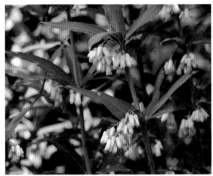
갈고리층층둥굴레

◇ 약술의 효능

허약체질인 사람이 성생활을 과도하게 하면 몸이 쇠약해지는데 피로권태, 안색불량, 정력감퇴, 발기부전, 피부가 거칠어진 사람에게 효과적이다.

구기자를 장기간 복용하면 정력이 좋아지고 심신이 충실해져 강장 체질로 바뀐다. 안색 또한 좋아지고 눈이 밝아지며 노쇠를 막을 수가 있다. 황정은 자양강장제로서 병후에 쇠약해졌거나 영양이 부족할 때, 자양강장의 목적으로 복용한다. 황정을 오랫동안 복용하면 성기의 발기력이 강해진다고 한다.

◇ 재료

구기자 50g, 황정 50g, 소주 1000ml, 설탕 100g, 벌꿀 80g, 미림 50ml

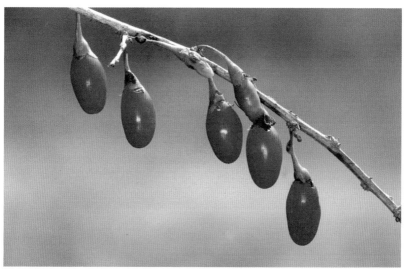
구기자 열매

◇ 만드는 법

구기자는 그대로 사용하고 황정은 잘게 썰어 용기에 넣은 후에 소주를 붓고 공기가 통하지 않게 밀봉하여 시원한 곳에 보관한다. 처음 4~5일간은 매일 1회 정도 술을 가볍게 흔들어준다.

10일 후에 마개를 열어 건더기는 천으로 걸러내고 술은 다시 용기에 부어 설탕, 꿀, 미림을 넣은 다음에 잘 저어 녹인다. 여기에 생약 건더기 1/5을 다시 넣고 밀봉하여 시원한 곳에 보관한다.

1개월이 지난 후에 마개를 열고 건더기는 천이나 여과지로 걸러서 버리고 걸러진 술은 앞의 술과 합친다. 완성된 술은 독특한 맛이 나는 흑갈색을 띤다.

◇ 복용법

1회 20ml, 매일 2~3회, 매 식전 또는 식사 사이에 마신다.

구기자의 한방 이용법

구기자나무의 생약명은 익은 열매를 말린 것을 구기자(枸杞子), 뿌리껍질을 말린 것을 지골피(地骨皮)라고 한다.

◇ 약성

구기자의 맛은 달고 성질은 평(平)하다. 지골피의 맛은 달고 성질은 차갑다.

◇ 생약의 효능

신체허약, 영양실조증, 폐결핵, 신경쇠약 등의 보약

- **열매** : 간과 신이 허하여 어지럽고 눈이 잘 보이지 않을 때, 유정, 음위증, 요통, 요슬무력, 폐음이 부족한 마른기침, 당뇨병의 치료

- **뿌리껍질** : 골증열로 땀이 날 때, 폐열로 기침이 나고 숨이 찰 때, 혈열출혈(코피, 토혈, 혈뇨 등), 고혈압의 치료, 결핵환자의 해열약

◇ 생약 이용법

- 주치증에 구기자 가루를 1회 3~4g씩 하루 3번 복용한다.

- 구기자 150g, 율무씨 50g, 숙지황 유동엑기스 200g, 산사자 유동엑기스 12g, 사탕 480g으로 만든 구기자고는 신체허약, 동맥경화증, 빈혈 등에 1회 10~20g씩 하루 3번 복용한다.

- 지골피 15g, 상백피 15g, 감초 8g을 섞은 사백산은 폐열로 기침이 나고 숨이 차는 증세에 쓴다. 달여서 하루에 3번 복용한다.

황정의 한방 이용법

●

대잎둥굴레나 갈고리층층둥굴레의 생약명은 황정(黃精)인데 뿌리줄기를 말린 것이다.

◇ 약성

맛은 달고 성질은 평온하다.

◇ 생약의 효능

자양, 강장, 보중익기(補中益氣), 심폐자윤(心肺滋潤), 강근골

- 폐결핵 해혈, 식욕부진, 병후체력 부족, 정력감퇴, 근골쇠약, 풍습동통, 풍나선질의 치료

◇ 생약 이용법

- 주치증에 황정 9~15g(생뿌리줄기는 30~60g)을 물 600㎖로 달여서 복용한다.
- 황정 4~12g을 물 400㎖로 1/2이 되도록 달여서 1/3씩 나누어 하루 3번 복용하면 허약한 사람의 강정, 강장에 효과를 볼 수 있다.
- 황정·구기자 같은 양을 섞어 만든 황정환(黃精丸)은 정기를 보하는 보약이므로 허약한 사람, 병후조리에 쓴다. 1회 8g씩 하루 3번 복용한다.

성기능 쇠약, 발기부전, 성교 후 권태감,
무력성 사정, 조루, 신경쇠약에는
독계산술

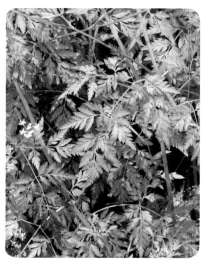
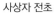
사상자 전초

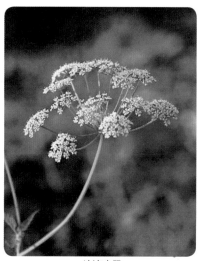
사상자 꽃

　허리와 배 아래 하반신의 쇠약을 막고 성기능을 촉진시키며, 발기력을 높이고 온몸을 튼튼하게 하며, 정력을 왕성하게 해준다. 이 술은 80세 할아버지도 즉시 장년의 정력을 되찾을 정도로 효과가 크기 때문에 예로부터 독신자는 사용하지 말라는 말까지 따라다니는 약술이다.

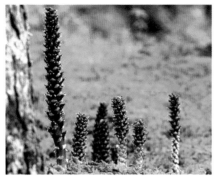
오리나무더부살이(육종용)

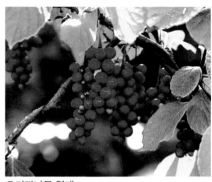
오미자나무 열매

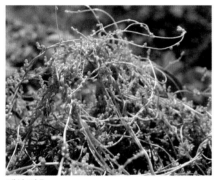
새삼 전초

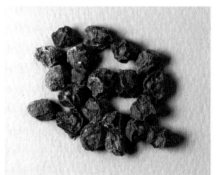
말린 오미자

◇ 약술의 효능

사상자는 예로부터 부인들의 음부 질환에 사용하였는데, 소염제 또는 가려움을 없애는 외용약과 연고로 사용되어 왔다. 인플루엔자바이러스와 트리코모나스균의 활동을 억제하고, 남성호르몬과 같은 효능이 있어 최음제 역할을 한다. 양귀비를 비롯한 중국 역대의 황후, 궁중의 궁녀들도 몰래 애용하였다고 전해지는 육종용은 강장·강정을 목적으로 하는 처방에 쓰이는 대표적인 보정제다. 발기부전, 허리와 다리의 냉통 등에 효과적이고, 성기능을 충실하게 하는 비약으로 손꼽힌다. 장기간 복용해도 부작용이 없다.

◇ 재료

사상자 30g, 육종용 20g, 오미자 20g, 토사자 20g,
원지 20g, 소주 1000ml, 과당 50g

◇ 만드는 법

사상자, 오미자, 토사자는 그대로 사용하고 원지와 육종용은 잘
게 썰어 용기에 넣고 소주를 붓는다. 그 다음 뚜껑을 밀봉하여 시
원한 곳에 보관하면 된다. 처음 4~5일 동안은 매일 1회 술을 가
볍게 흔들어준다.

10일 후에 마개를 다시 열어서 건더기는 천으로 걸러내고 술은
다시 용기에 부은 다음 설탕과 과당을 넣어 잘 저어 녹여준다. 여
기에 생약 건더기 1/5을 다시 넣고 밀봉하여 시원한 곳에 보관한
다. 1개월 후에 마개를 다시 열어 윗부분의 맑은 술만 따라내고
건더기는 천이나 여과지로 걸러낸 다음 버리고 걸러진 술은 앞의
술과 합친다. 완성된 술은 독특한 감칠맛이 나는 흑갈색을 띤다.

◇ 복용법

1회 30ml, 매일 2회, 공복에 마신다.

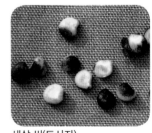

새삼 씨(토사자)

식욕부진, 권태, 무력감, 복통,
구역질 등에 효과를 볼 수 있는

보온인삼술

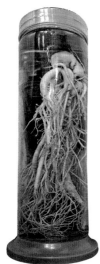

인삼주

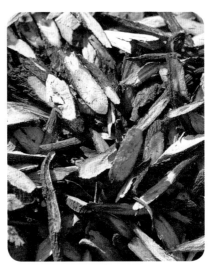

감초

원래는 한방약인 인삼탕의 처방이지만 약술로 만들어도 효과
가 좋다.

◇ 약술의 효능

위가 차고 위의 기능이 약한 사람, 몸이 마르고 안색이 좋지 않

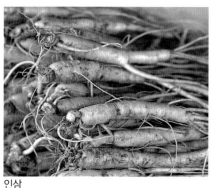
인삼

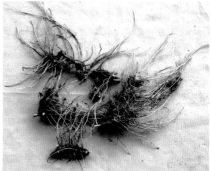
삽주 뿌리

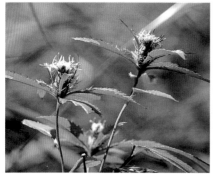
삽주 전초

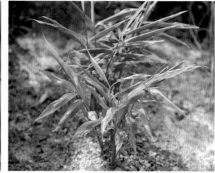
생강 전초

으면서 원기가 없고 식욕이 없는 사람, 위가 약한 사람에게 아주 효과적이다.

　인삼은 소화를 촉진시켜 위의 기능을 활발하게 해주면서 신진대사를 원활하게 해준다. 백출은 위장의 소화액분비와 흡수를 촉진시키고 위 속의 수분을 모아 소변으로 배출시킨다.

　이처럼 두 가지 약재가 중심이 되고, 생강이 위를 따뜻하게 보호하는 역할을 담당하기 때문에 전신의 비위가 허한 증상에 매우 좋다. 특히 손발이 몹시 찰 때 계피 10g을 추가하면 더더욱 좋다.

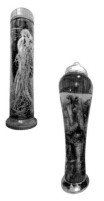

◇ 재료

인삼 30g, 백출 30g, 감초 30g, 마른 생강,
소주 1000ml, 설탕 150g

◇ 만드는 법

생약을 잘게 썰어 용기에 넣은 다음 소주를 붓고 밀봉하여 시원한 곳에 보관하면 된다. 처음 4~5일 동안은 매일 1회 술을 가볍게 흔들어준다.

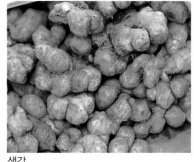

10일 후에 마개를 다시 열어 건더기는 천으로 걸러 낸 다음에 설탕을 넣어 충분하게 녹인다. 여기에 생약 건더기 1/5을 다시 넣어 밀봉한 다음에 시원한 곳에 보관한다.

생강

1개월이 지난 후에 마개를 다시 열어 윗부분의 맑은 술만 따라내어 건더기는 천이나 여과지로 걸러낸 다음에 버리고 걸러진 술은 앞의 술과 합친다. 완성된 술은 담백하고 감칠맛이 나는 맑은 황갈색을 띤다.

◇ 복용법

1회 20㎖, 매일 2~3회 식전에 마신다.

무기력, 식욕부진, 만성피로,
감기에 잘 걸리는 체질에 효과적인

보원술

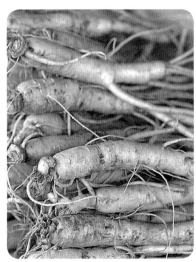
인삼

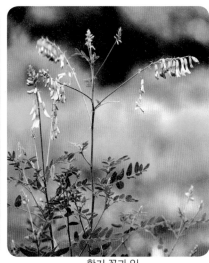
황기 꽃과 잎

◇ 약술의 효능

인삼, 황기, 자감초는 기력을 보충하는 효과가 있으며 소화흡수
기능, 신진대사 기능을 높이고 뇌의 흥분작용을 늘리며, 온몸의 기
능을 개선시킨다.

『신농본초경』에 인삼은 '체내의 오장을 보하고 정신을 안정시

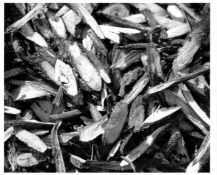

감초(약재)

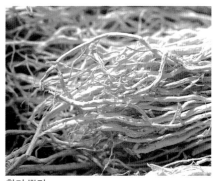

황기 뿌리

키며 장기복용하면 몸이 가뿐하게 되어 수명이 길어진다.'라고 기록되어 있다. 면역력을 키워주고 환경 변화에 대한 적응력과 저항력을 키워주며, 인체가 비정상화되면 정상화되도록 만들어준

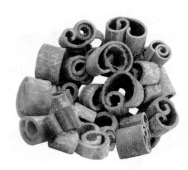

계피

다. 황기는 피부의 표면에 작용하여 피부혈관을 확장시키고 혈액순환을 개선시키며, 땀샘의 기능을 조절하여 피부를 튼튼하게 하기 때문에 감기에 잘 걸리지 않게 된다.

◇ 재료

인삼 30g, 황기 40g, 자감초 15g, 계피 15g, 소주 1000ml, 설탕 100g, 과당 80g

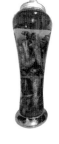

◇ 만드는 법

준비한 생약을 잘게 썰어서 용기에 넣고 소주를 부은 다음에 밀봉하여 시원한 곳에 보관하면 된다. 처음 4~5일간은 매일 술을 가볍게 흔들어준다. 10일 후에 뚜껑을 다시 열어 건더기는 천으로 걸러낸 다음 술은 다시 용기에 붓고 설탕과 과당을 넣어 충분히 녹여준다. 여기에 생약 건더기 1/5을 다시 넣고 밀봉하여 시원한 곳에 보관한다. 약 1개월이 지난 후에 마개를 열어 윗부분의 맑은 술만 따라내고 건더기는 천이나 여과지로 걸러낸 후에 버리고 걸러진 술은 앞의 술과 합친다. 완성된 술은 투명한 갈색이고 독특한 맛이 난다.

◇ 복용법

1회 20ml, 매일 3회, 식전 또는 공복에 마신다.

> 참고 ◆
>
> 자감초는 원래 그냥 불에 굽는 것이 아니라 새끼줄을 물에 적신 다음에 감초를 감아서 잿불 속에 묻어두는 것인데, 지금은 이 방법이 쉽지 않기 때문에 깨끗한 종이로 한번 싸고 그 위에 젖은 종이로 다시 싸서 가스불에 굽는 것으로 대신하고 있다. 이때 종이를 여러 겹을 싸야 하며 종이가 거의 탔을 때 감초를 빼내는데, 그때 감초의 표면이 갈라져 있어야 잘 구워진 것이다.

강정·강장작용을 도우며,
성기능의 감퇴, 만성피로, 조루증에 매우 효과적인

산용술

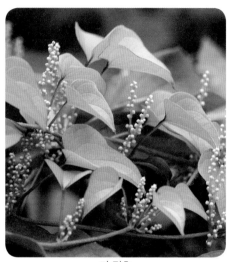

마 전초

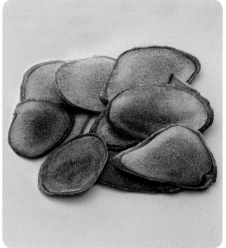

녹용

산약과 녹용이 주된 재료이다. 보통 참마라고 하면 생것을 가리
키고 산약은 참마를 말려 한방 약재로 사용하는 것을 말한다. 사슴
의 뿔은 늦봄에 저절로 떨어지는데, 곧바로 그 자리에 새로운 뿔이
자란다. 이것을 녹용이라고 한다. 부드러운 가는 털로 덮여 있으며
따뜻하고, 혈관이 많이 들어 있으며, 칼슘이 풍부하다.

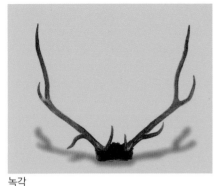
녹각

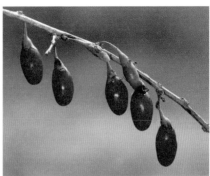
구기자 열매

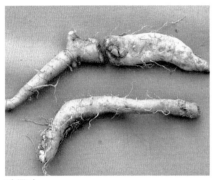
마 뿌리

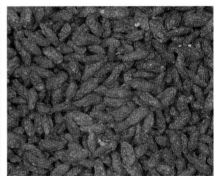
구기자 말린 것

◇ 약술의 효능

녹용은 강정 효과가 특히 뛰어나 값이 비싸기 때문에 산약으로 보충하고 있으며, 소량으로도 강정 효과를 거둘 수 있도록 고려하고 있다. 산약 하나로도 강정 효과를 거둘 수가 있지만 다른 보정약과 겸하면 상승 효과를 한층 더 올릴 수가 있다.

구기자는 보정에 협력하여 자양강정의 효과를 더더욱 강력하게 해주는 역할을 한다. 강정 효과가 강하면서도 온화하기 때문에 오랫동안 마셔도 안심할 수가 있다.

◇ 재료

산약 50g, 녹용 10g, 구기자 40g, 소주 1000ml, 설탕 100g, 벌꿀 50g

◇ 만드는 법

산약과 녹용을 얇게 썰고, 구기자는 그대로 용기에 넣어 소주를 부은 다음에 밀봉하여 시원한 곳에 보관하면 된다. 처음 4~5일 동안은 매일 가볍게 술을 흔들어준다.

10일 후에 다시 마개를 열어 천으로 건더기를 걸러낸 다음에 술은 다시 용기에 붓고 설탕과 꿀을 넣어 충분히 녹인다.

1개월 이상 지나면 마개를 열어 윗부분의 맑은 술을 살짝 따라내고 건더기는 천이나 여과지로 걸러낸 다음 버리고 걸러진 술은 앞의 술과 합친다. 완성된 술은 적갈색의 독특한 향기와 맛을 띤다.

◇ 복용법

1회 20ml, 매일 2~3회, 식사 사이에 마신다.

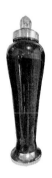

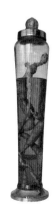

더위를 먹어 고생할 때, 무기력증,
권태, 피로감, 숨가쁜 증상에 효과적인

생맥술

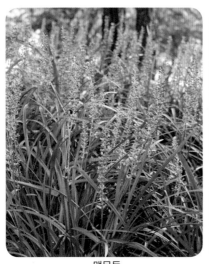

맥문동

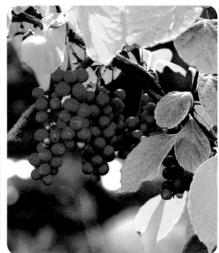

오미자

재료가 그다지 많지 않은 세 가지 생약으로 만들어졌지만 약효가 매우 좋아 갑자기 충격을 받은 환자에게 효과적이다.

◇ 약술의 효능

인삼은 기력을 보충하고 맥문동은 몸속의 물이 빠져나가는 것을

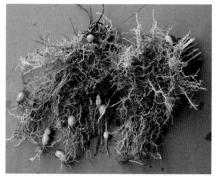
맥문동 뿌리

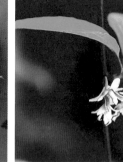
오미자 꽃

막으며, 자양강장 효과와 구갈해소에 효과가 있다. 오미자는 중추 흥분, 강심작용으로 활동성을 높이는 데 효과가 있다.

이 세 가지 약재의 상호작용으로 과격한 운동이나 노동을 한 후에 오는 피로감, 숨가쁨, 여름에 더위를 먹은 증상 등에 매우 효과적이다.

◇ 재료

인삼 30g, 맥문동 50g, 오미자 20g, 소주 1000ml, 설탕 100g, 과당 100g

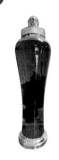

◇ 만드는 법

오미자는 그대로 사용하며, 인삼과 맥문동은 잘게 썰어서 용기에 넣은 다음에 소주를 붓고 밀봉하여 시원한 곳에 보관하면 된다. 처음 4~5일 동안은 매일 1회 술을 가볍게 흔들어준다.

10일이 지나면 마개를 열어 건더기를 천으로 걸러내어 술은 다시 용기에 붓고 설탕과 과당을 넣어 잘 저어 충분하게 녹여준다. 여기에 생약 건더기 1/5을 다시 넣고 밀봉하여 시원한 곳에 보관한다.

1개월이 지난 후에 마개를 열어 윗부분의 맑은 술만 따라내고 건더기는 천이나 여과지로 거른 다음 버리고 술만 앞의 술과 합친다. 완성된 술은 새콤달콤한 맛이 나며 적갈색을 띤다.

인삼

◇ 복용법

1회 30㎖, 매일 2회, 식전 또는 식사 사이에 마신다.

간장과 신장을 튼튼하게 하고 빈혈,
허약체질을 다스리며 식욕을 증진시켜 주는
석곡 규나피 청상자술

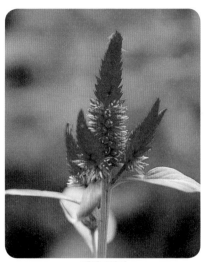

개맨드라미

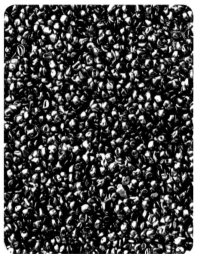

개맨드라미 씨(청상자)

　석곡은 난초과이며 잎은 어긋나고 가죽질이다. 꽃은 5~6월에 흰
색 또는 연분홍색 입술 모양으로 피고 줄기에 1~2송이씩 달리며
꽃잎은 끝이 뾰족한 피침형이다. 열매는 달걀 모양의 바소꼴이고
길이가 1.5~2cm이다.

　청상자는 개맨드라미의 씨를 말린 것이다.

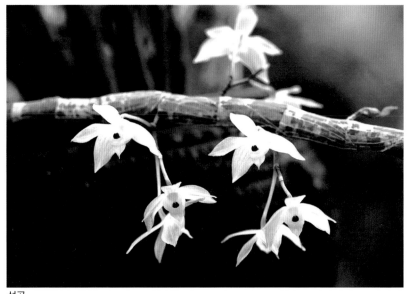
석곡

◇ 약술의 효능

석곡은 한방에서는 해열, 진통작용이 있으며 백내장에 효과가 있고 건위제, 강장제로 사용한다.

청상자는 체력을 강하게 하며 두뇌작용을 원활하게 해준다. 또, 간과 신장에 힘을 주는 효능이 강하다.

청상자에 빈혈, 허약, 해열, 진통, 건위, 식욕증진의 효능을 가진 규나피와 강장 · 강정 효능이 있는 석곡을 배합하면 훌륭한 보양주가 된다.

◇ 채취 시기와 이용 부위

석곡은 봄에 꽃이 피기 전에 채취하는데, 뿌리를 제외한 식물체

전체를 약재로 쓴다.

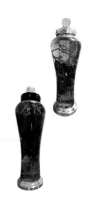

◇ 재료

청상자 40g, 석곡 50g, 규나피 10g, 소주 1800ml,
벌꿀 200g

◇ 만드는 법

규나피(갈색의 기나나무 껍질을 잘게 빻아 놓은 것)와 석곡을
잘게 썬다. 청상자는 잘 가려내어 깨끗하게 씻어 말린다. 준비한
생약을 용기에 넣고 소주를 부어 밀봉한 다음 시원한 곳에 보관
하면 된다.

10일 후 마개를 열어 건더기를 천으로 걸러내어 버리고 걸러진
술은 다시 용기에 부은 후에 벌꿀을 넣어 잘 흔들어서 충분하게
녹여준다. 그 다음 생약 건더기 1/5을 다시 넣고 밀봉하여 시원한
곳에 보관한다.

1개월이 지난 다음에 마개를 열어 윗부분의 맑은 술만 따라내고
건더기는 천이나 여과지로 걸러낸 후 버리고 걸러진 술은 앞의 술
과 합친다. 완성된 술은 약간 쌉쌀한 맛이 느껴진다.

◇ 복용법

1회 20~30ml, 매일 1회 마신다.

성기능 감퇴, 발기부전, 조루,
하반신무력, 유정, 건망증, 신경쇠약 증상에

선령비술

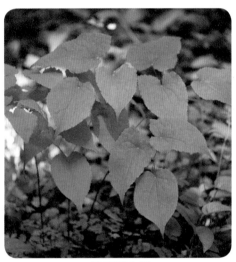

삼지구엽초 잎

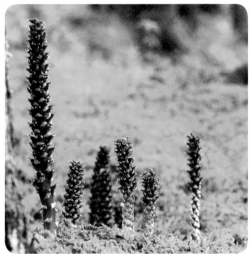

오리나무더부살이(육종용)

선령비술은 음양곽이 주된 약재이며 다른 약재는 보조적으로 이용된다. 음양곽은 일명 선령비라고도 하는데, 이것은 삼지구엽초의 잎을 말린 것이다.

육종용은 오리나무더부살이의 전초를 말린 것이다.

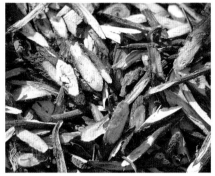
감초

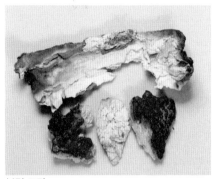
삼지구엽초 꽃

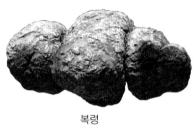
복령

복령 조각

◇ 약술의 효능

신허로 인한 노인성 치매, 하반신 무력, 권태에 효과가 크다.

음양곽의 최음작용은 정액의 분비가 왕성해지는 작용 때문에 생기는 것인데, 정낭의 충만으로 인한 지각신경계의 자극에 의해 간접적으로 흥분이 일어나는 것이다.

육종용은 생식 기능을 중심으로 하는 모든 기능의 감퇴를 막아주는 데 효과가 있다. 특히 남성의 발기부전, 조루, 여성의 불임증, 부정성기출혈, 백대하 등에 효과적이다. 복령의 보익이신 효과와 어울려 상승 효과를 나타낸다.

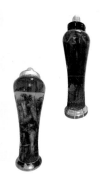

◇ 재료

음양곽 50g, 육종용 30g,
복령 40g, 자감초 20g,
소주 1000ml, 설탕 100g,
벌꿀 100g, 미림 50ml

◇ 만드는 법

준비된 생약을 썰어 용기에 넣고 소주를 부은 다음에 공기가 들어가지 않도록 밀봉하여 시원한 곳에 보관하면 된다. 처음 4~5일간은 매일 1회 이상 술을 가볍게 흔들어준다.

10일 후에 다시 마개를 열고 건더기는 천으로 걸러내어 버리고 걸러진 술은 다시 용기에 넣어 설탕과 벌꿀과 미림을 넣고 잘 저어 충분하게 녹인다. 여기에 생약 건더기 1/5을 다시 넣고 밀봉하여 시원한 곳에 보관한다.

1개월이 지난 후에 마개를 열고 남아 있는 건더기를 천이나 여과지로 거른 다음 버리고 걸러진 술만 용기에 담는다. 완성된 술은 약간 쓴맛이 있고 짙은 흑갈색을 띤다.

◇ 복용법

1회 20㎖, 매일 2회, 식전 또는 식사 사이에 마신다.

자양강장작용, 노화예방, 정력강화,
피로회복과 함께 수명을 늘려주는
선술

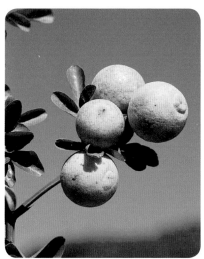
탱자 열매

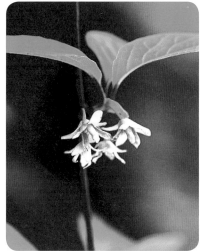
오미자 꽃

고대 중국에는 신선이 되려는 신선사상이 유행했던 시기가 있었다. 이 시대의 많은 사람들은 장생불로의 회춘을 열렬히 추구하였다.

이에 따라 여러 가지 장생불로의 회춘 방법과 약을 생각해냈던 것이다. 이런 시대적인 배경 속에서 탄생한 것이 바로 선술이다.

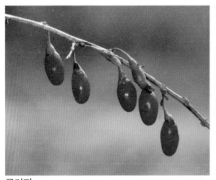
구기자

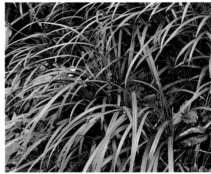
맥문동 꽃과 잎

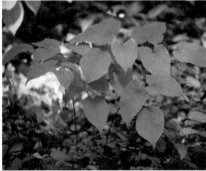
삼지구엽초

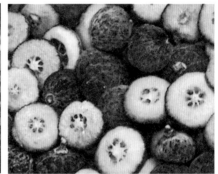
지실(약재;탱자의 덜익은 열매를 말린 것)

◇ 약술의 효능

선술은 불로장수, 회춘의 명주로서 그 옛날 신선이 되고자 했던 사람들이 즐겨 마셨다고 한다.

특히 자양강장 효과도 뛰어나며 누구든지 오랫동안 복용해도 해

◇ 재료

하수오 20g, 맥문동 20g, 지황 10g, 구기자 10g, 황정 10g, 천문동 5g, 박충 10g, 원지 5g, 연자 5g, 백출 5g, 지실 5g, 복령 5g, 소주 1000ml, 설탕 100g 또는 벌꿀 100g

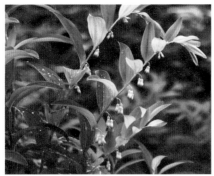

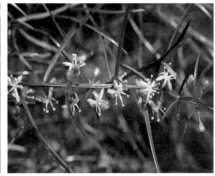

댓잎둥굴레　　　　　　천문동 꽃

가 없고 효과가 확실한 술이다.

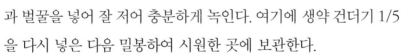
하수오

◇ 만드는 법

구기자는 그대로 사용하고 그 밖의 재료는 잘
게 썰어 용기에 넣은 후에 소주를 붓고 공기가 통하
지 않도록 밀봉하여 시원한 곳에 보관하면 된다.

처음 4~5일 동안은 매일 1회 술을 가볍게 흔
들어준다. 10일 후에 마개를 열어 건더기를 천
으로 걸러낸 다음에 술은 다시 용기에 붓고 설탕
과 벌꿀을 넣어 잘 저어 충분하게 녹인다. 여기에 생약 건더기 1/5
을 다시 넣은 다음 밀봉하여 시원한 곳에 보관한다.

1개월이 지나면 마개를 열어 윗부분의 맑은 술만 따라내고 건더기
는 천이나 여과지로 거른 후 버리고 여과된 술만 앞의 술과 합친다.

◇ 복용법

1회 20*ml*, 매일 2~3회, 식전이나 식사 사이에 마신다.

식욕부진 때 입맛을 돌게 하며
구역질, 소화불량과 건위작용에 효능 있는
소생진피술

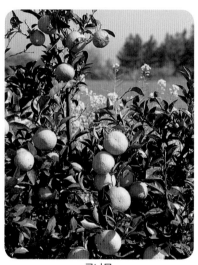

굴나무

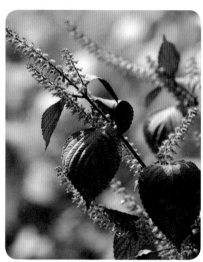

소엽

　생강과 진피가 주된 약재이다. 진피는 감귤의 껍질을 말린 것이다. 집에서 감귤을 먹기 전에 깨끗이 씻은 후 껍질을 벗겨 말리면 충분히 재료로 사용할 수가 있다. 생강은 생것을 그대로 얇게 썰어서 사용한다. 흔한 약재로서 간단하게 담글 수 있는 약술로서 효과 또한 매우 크다.

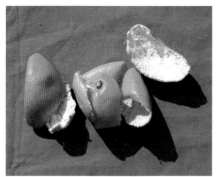
진피

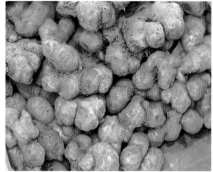
생강

◇ 약술의 효능

위기(衛氣)를 열고 위수를 내려 위를 개운하게 하고 기분을 상쾌하게 해주는 온보와 건위 효과가 있다. 오래 마셔도 부작용이 전혀 없고 위의 활동을 도와주기 때문에 장기간 복용하면 좋다.

소엽, 생강, 진피 이 세 가지를 약차로 끓여 마셔도 효과가 있다.

진피는 비위의 기가 울체되어 입맛이 없고 소화가 안 되며 배가 아프며 토하거나 설사, 습과 담이 있어 가슴이 두근거릴 때에 쓰인다. 현대의학에서는 방향성 건위약으로 위염, 소화불량 등에 쓰이며 기침가래 약으로도 쓰인다.

◇ 재료

진피 50g, 생강 20g, 소엽 20g, 소주 1000ml,
설탕 100g, 과당 80g

◇ 만드는 법

소엽, 생강, 진피를 잘게 썰어 용기에 차곡차곡 넣은 다음에 소주를 붓는다. 용기는 공기가 통하지 않게 밀봉하여 시원한 곳에 보관하면 된다. 처음 4~5일간은 매일 술을 흔들어준다.

10일 후에 마개를 열어서 건더기를 천으로 걸러내어 버린 후에 술은 다시 용기에 붓고 설탕과 과당을 넣어 충분하게 녹인다. 여기에 생약 건더기 1/5을 다시 넣고 밀봉하여 시원한 곳에 보관한다.

1개월 후에 마개를 열어 다른 용기에 윗부분의 맑은 술만 따라내어 건더기를 천이나 여과지로 걸러서 버리고 걸러진 술은 앞의 술과 합친다. 완성된 술은 황갈색이며 향기와 약간의 쓴맛이 난다.

◇ 복용법

1회 20ml, 매일 3회, 식사 사이에 또는 식사 전에 마신다.

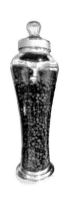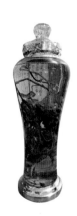

동상, 진정, 최면, 건위, 정장,
부인병 질환, 부종, 혈압강하 등에 효과적인

제비꽃술

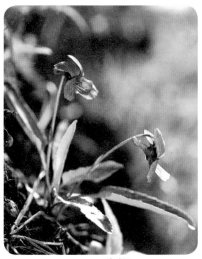

제비꽃

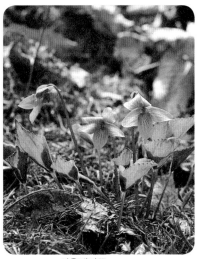

서울제비꽃

제비꽃은 종류가 대단히 많아 전국 각지에 야생하고 있는 것만
해도 40종이 넘는다. 향기가 좋아 꽃술로 사용하면 아주 좋다. 봄
에 예쁜 자색의 꽃이 핀다. 장수꽃, 병아리꽃, 오랑캐꽃, 씨름꽃,
앉은뱅이꽃, 자화지정 등으로 불린다. 어린순은 나물로 먹는다.

유럽에서는 아테네를 상징하는 꽃이었으며 로마시대에는 장미와

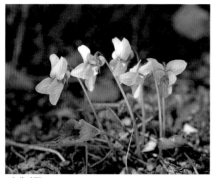
뫼제비꽃

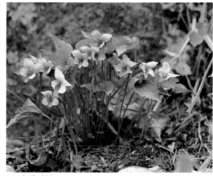
고깔제비꽃

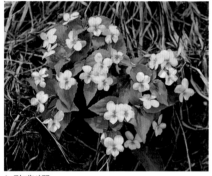
노랑제비꽃

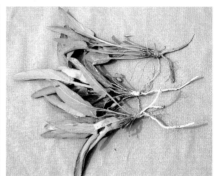
채취한 제비꽃 전초

더불어 흔히 심었다. 그리스도교 시대에는 장미, 백합과 함께 성모께 바치게 되었는데, 장미는 아름다움을 나타내고 백합은 위엄을 나타내며 제비꽃은 성실과 겸손을 나타낸다고 하였다.

◇ 약술의 효능

풀 전체가 해독, 소염, 소종, 지사, 이뇨 등의 효능이 있어 황달과 간염, 수종 등에 쓰이며 향료로도 쓰인다. 제비꽃 중 노란색의 꽃은 비오라기 산진을 함유하고 있기 때문에 그 효과가 자색보다 뛰어나다. 동상 부위를 제비꽃 즙에 담가 따뜻하게 하면 좋다.

◇ 채취 시기와 이용 부위

꽃술을 담그려면 봄에 꽃이 피었을 때 채취하고, 여름에는 제비
꽃이나 호제비꽃, 왕제비꽃, 노랑제비꽃, 금강제비꽃, 서울제비꽃,
종지나물의 전초를 채취하여 그늘에서 말린다.

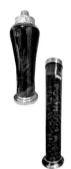

◇ 재료

활짝 핀 제비꽃 적당량, 소주 준비한 재료의 3배

◇ 만드는 법

활짝 핀 꽃을 따서 시들기 전에 꼭지를 딴다. 꽃을 용기에 넣은
후에 그 양보다 3배 정도의 소주를 붓는다. 꽃이 적을 때는 우선
있는 것만으로 담가두고, 뒤에 꽃을 추가하면 된다.

약 1개월 정도 지나면 술이 익는데, 건더기는 천이나 여과지로
걸러내고 술은 주둥이가 좁은 병으로 옮긴다. 꽃잎 몇 잎을 그대로
띄워두는 것도 운치가 있어 좋다. 빛깔은 엷은 황색이나 회색을 띤
엷은 등색을 띤다. 꽃 색깔인 자색으로는 되지 않는다.

◇ 복용법

약간 감미로운 향이 있어 그대로 마시는 것이 좋다. 향이 짙은
양주나 과실주 등의 모든 술에 칵테일을 해도 좋다.

제비꽃의 한방 이용법

●

제비꽃의 생약명은 자화지정(紫花地丁) 또는 지정(地丁)이라고 하는데 뿌리를 포함한 전초를 말린 것이다.

◇ 약성
맛은 쓰고 매우며 성질은 차갑다.

◇ 생약의 효능
청열, 해독, 소염, 소종, 지사, 최토, 이뇨
- 설사, 소변불리, 방광염, 임파선염, 급성 유선염, 황달, 간염, 혈변, 코피, 수종, 종기, 독사에 물린 상처의 치료

◇ 생약 이용법
- 말린 약재를 1회 5~10g씩 달이거나 가루내어 복용한다.
- 제비꽃, 민들레뿌리, 감국, 인동덩굴꽃 각각 12g을 달여 급성화농성 염증에 하루 3번에 나누어 복용한다.
- 부스럼, 옹종, 젖앓이, 단독 등에 신선한 제비꽃 60g을 짓찧어 즙을 3번에 나누어 먹고 찌꺼기는 환부에 붙인다.
- 종기와 독사에 물린 상처에는 생풀을 찧어 환부에 붙인다.

신경통, 천식, 두통, 여성들의 허리냉증,
류머티즘, 진통, 해열에 효과적인

진달래술

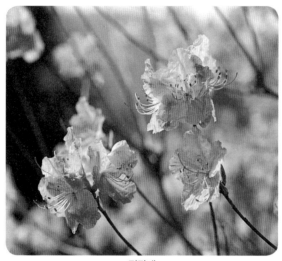

진달래

진달래는 4월이 되면 연분홍색의 예쁜 꽃이 산야를 온통 붉게 물
들일 정도로 우리나라에 흔한 꽃이다. 먹을 수 있는 꽃이라고 하여
'참꽃'이라고 부르기도 하는데, 그 꽃잎으로 빚은 술을 옛날 선비
들은 두견주라고 하여 운치를 돋우는 술로 즐겨 마셨다.

꽃은 이른봄에 꽃전을 만들어 먹거나 진달래술을 담그기도 한

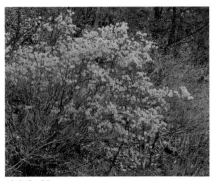
진달래 전초

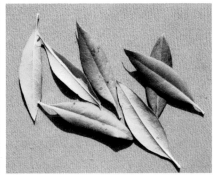
채취한 잎

다. 한방에서는 꽃을 두견화·영산홍, 잎을 말린 것은 두견엽이라
는 약재로 쓴다.

◇ 약술의 효능

신경통, 천식, 두통, 여성들의 허리냉증, 류머티즘, 진통, 해열, 해
수, 기관지염, 감기로 인한 두통에 효과가 있고, 이뇨작용도 있다.

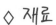

◇ 재료

진달래 꽃 적당량, 소주 준비한 재료의 3배

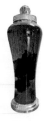
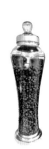

◇ 만드는 법

진달래 꽃은 잎이 섞이지 않게 잘 다루어 살짝 씻어 물기를 뺀
다. 한 잎 한 잎 닦아낼 수가 없기 때문에 몇 시간 그냥 두어 적당

히 말린다. 말린 것을 용기에 넣은 후에 그 양보다 3배 정도의 소주를 부어 밀봉한 다음 시원한 곳에 보관한다.

3개월 후에 연분홍색의 예쁜 빛깔을 지닌 진달래 특유의 은은한 향을 풍기는 약술이 완성된다. 건더기는 천이나 여과지로 걸러내고, 맑은 술은 다른 병으로 옮겨서 사용한다.

이때 감미료를 넣거나 마실 때 가미하면 된다. 진달래술은 찌꺼기를 건져낸 후 1~2개월 숙성시킨 후에 사용하면 맛도 차분하고 약효도 크다.

◇ 복용법
정해진 용량은 없지만 너무 많이 마시지 않도록 한다.

주의

진달래 꽃을 채취할 때는 비슷한 꽃인 철쭉과 잘 구별해야 한다. 독성이 있는 철쭉 꽃을 채취하여 먹으면 복통을 일으키기 때문이다.

진달래의 한방 이용법

●

진달래의 생약명은 두견화(杜鵑花), 백화영산홍(白花迎山紅)은 꽃을 말린 것이고 두견엽(杜鵑葉)은 잎을 말린 것이다.

◇ 생약의 효능

거담, 진해, 조경, 해독

- 기침, 기관지염, 고혈압, 토혈, 월경불순, 월경이 멈추지 않는 증세, 종기의 치료

◇ 생약 이용법

- 주치증에 두견화를 1회 5~10g씩 달여서 복용한다.
- 잎을 말린 약재를 1회 9~15g씩 달여서 가래와 기침이 나고 숨이 차는 증세, 고혈압에 쓴다. 하루 3번에 나누어 복용한다.
- 잇몸에서 피가 나오는 증세에는 진달래 뿌리를 1회 4~5g씩 달여서 하루 2~3회씩 3~4일 복용한다.

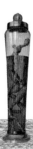

식욕을 돋워주며, 오심, 헛배가 부른 증상,
구토 증상에 효과적인 명주

진피술

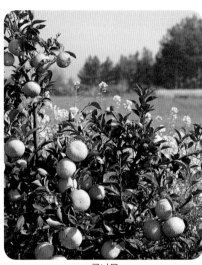

굴나무

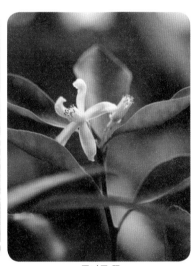

굴나무 꽃

진피란 굴나무 열매의 껍질을 말린 한방약이다. 집에서 굴을 먹기 전에 깨끗이 씻은 후 껍질을 벗겨 말리면 재료로 사용할 수가 있다. 또한 다른 이름으로 '진피' 또는 '굴피'라고도 한다. 아직 덜익은 파란 과피는 '청피'라고 한다. 한의학에서는 채취 후 1년 정도 경과한 향기가 강한 것을 최상품으로 취급한다.

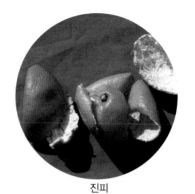
진피

◇ 약술의 효능

소화불량, 식욕부진, 위가 더부룩한 증상, 배가 땅기는 증상, 구토 등에 사용된다. 방향성 고미건위제 외에 진토, 진해, 거담제로 매일 5~10g을 사용한다. 비위의 기가 울체되어 입맛이 없고 소화가 안 되고 배가 아프며 토하거나 설사할 때, 습과 담이 있어 가슴이 두근거릴 때에도 쓰인다. 현대의학에서는 방향성 건위약으로 위염, 소화불량 등에 쓰며 기침과 가래약으로 쓴다.

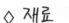

◇ 재료

진피 150g, 소주 1000ml, 설탕 50g, 과당 100g

◇ 만드는 법

진피를 잘게 썰어 용기에 넣고 25도짜리 소주를 붓는다. 그 다음 뚜껑을 덮어 밀봉하여 시원한 곳에 보관하면 된다. 침전을 막기 위해 처음 4~5일 동안에는 매일 가볍게 용기를 흔들어준다.

10일 후에 뚜껑을 열어 건더기를 천으로 걸러내고 술은 다시 용기에 붓는다. 여기에 생약 찌꺼기 1/10을 다시 넣고 밀봉하여 시원한 곳에 보관한다.

약 1개월 후에 뚜껑을 열어 나머지 건더기를 천이나 여과지로 완전히 거른다. 술은 맑은 황갈색의 향기가 좋고 약간 쓸쓸한 맛이 난다.

◇ 복용법

1회 20㎖, 매일 3회, 식전마다 마신다. 진이나 진저에일 등을 첨가하면 더욱 맛이 좋다.

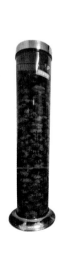
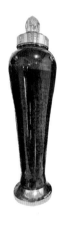

귤나무의 한방 이용법

●

귤나무의 생약명은 진피(陳皮) 또는 귤피(橘皮)라고 하는데 익은 열매의 껍질을 말린 것, 귤엽(橘葉)은 귤나무 잎, 청피(靑皮)는 덜익은 열매의 껍질을 말린 것, 귤핵(橘核)은 씨를 말린 것이다.

◇ 약성

귤피 · 귤홍(귤피 안쪽의 긁어버린 껍질) · 귤은 맛은 맵고 쓰며 성질은 따뜻하고, 귤엽은맛은 맵고 쓰며 성질은 평(平)하고, 귤핵은 맛은 쓰며 성질은 평(平)하고, 청피는 맛은 맵고 달며 성질은 조금 따뜻하다.

◇ 생약의 효능

이기통락(理氣通絡), 건비, 조습, 화담, 조중, 소화촉진, 이뇨

- 귤홍은 담을 삭힐 때, 찬바람으로 기침이 나고 가래가 나올 때, 속이 메스껍고 신물이 나며 가슴이 더부룩하고 답답할 때, 과음 · 과식을 했을 때 사용한다. 귤피보다 가래를 삭히는 작용이 더 강하다.
- 진피는 기운을 나게 하고 습기를 제거하며 소화촉진, 구역질, 구토, 딸꾹질을 막아주고 땀을 나게 해 기침과 가래를 줄여준다. 어독을 풀어주고, 또한 생선가시가 목에 걸렸을 때 진피를 씹으면 썻은 듯이 내려간다고 한다.
- 청피는 옆구리 통증, 뱃속의 응어리를 풀어주며 위장의 통증을 완화시켜준다.

◇ 생약 이용법

- 청피(선귤껍질)를 볶아 가루를 만들어 술에 타 복용하면 산모의 젖이 돌처럼 부어 단단해지고 감각이 없을 때 효과가 좋다.
- 진피(귤껍질) 8g, 반하 15g, 적복령 8g, 감초 4g, 생강 6g을 섞은 <u>이진탕</u>은 가래가 있어 기침이 나고 가슴이 답답하며 메스껍거나 토하고 어지러우며 가슴이 두근거릴 때 쓴다. 달여서 하루에 3번 나누어 복용한다.
- 진피(귤껍질) 5.3g, 창출 7.5g, 후박 3.8g, 감초 2.3g, 생강 3g, 대추 2g를 섞어 만든 <u>평위산</u>은 입맛이 없고 소화가 안 되어 배가 불어나고 그득하며 메스껍고 토하며 또는 트림이 나고 신물이 올라오며 설사할 때, 급성 위염을 앓고 나서 입맛이 없을 때, 만성 위염 등에 쓴다.
- 청피(선귤껍질), 산사자, 약누룩, 맥아를 같은 양을 섞어 가루내어 음식이 소화되지 않고 배가 부르고 아플 때, 식체에 쓴다. 1회에 4~5g씩 하루 3번 복용한다.
- 귤핵(말린귤씨)은 산증(産症)에 쓰고 귤핵은 화농성 유선염·유옹·요통에 쓰는데, 귤핵은 하루 3~9g, 귤엽(귤나무 잎)은 하루 6~15g 쓴다.

주의

임산부에게는 사용하지 않는다.

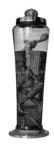

우울증, 초조감과 짜증,
복통, 트림, 오심, 가슴 통증에 효과적인
행기회생술

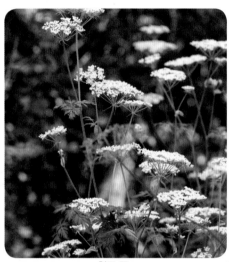

천궁 꽃

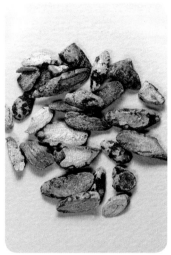

향부자(사초근)

행기회생술은 향부자와 천궁, 창출을 배합하여 만들어진 술이다. 향부자는 사초과 여러해살이풀인 '약방동사니'의 뿌리줄기를 말린 것이고, 천궁은 청궁의 뿌리줄기를 말린 것이며, 창출(蒼朮)은 국화과 여러해살이풀인 삽주의 껍질을 벗겨내지 않은 묵은 뿌리를 말린 것이다. 참고로, 백출(白朮)은 삽주의 껍질을 벗겨낸 햇

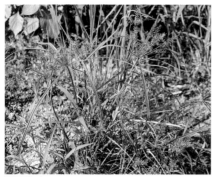
방동사니

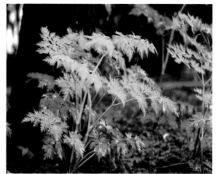
천궁 전초

뿌리(덩이줄기)를 말린 것이다.

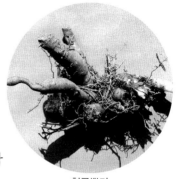
천궁뿌리

◇ 약술의 효능

주된 약인 향부자는 우울한 기분을 풀어주는 약으로 널리 쓰이고 있다. 창출은 건위·이뇨작용, 천궁은 진통작용, 치자는 이담과 소염작용을 맡고 있으며 여기에 알코올이 가해져 기를 열어주는 효과가 한층 더 강해진다. 향부자는 부인병에 많이 사용되며 진통과 기체로 인한 동통에 특히 효과적이다.

창출은 비장을 튼튼하게 하며 습을 제거하고 울체된 것을 풀어준다. 습이 성해서 비장이 제 기능을 발휘하지 못할 때, 식욕부진, 구토, 설사에 효과가 있다. 이질, 담음, 수종, 유행성감기, 풍한습비, 야맹증 등에도 효과가 있다. 복부나 가슴이 답답하고 땅길 때, 피로감을 자주 느끼는 증상에 특히 효과적이다.

◇ 재료

향부자 25g, 천궁 25g, 창출 25g, 소주 1000ml,
설탕 100g, 과당 80g

◇ 만드는 법

잘게 썬 생약을 용기에 넣고 25도짜리 소주를 부은 다음에 공기가 통하지 않게 밀봉하여 시원한 곳에 보관하면 된다. 침전을 막기 위해 처음 4~5일간은 매일 술을 가볍게 흔들어준다.

10일이 지나면 마개를 열어 건더기는 천으로 걸러내어 버리고 걸러진 술은 앞의 술과 합쳐서 다시 용기에 붓고 설탕과 과당을 넣어 충분하게 녹여준다. 여기에 생약 건더기 1/5을 다시 넣고 밀봉하여 시원한 곳에 보관한다.

약 1개월 후에 개봉하여 윗부분의 맑은 술만 용기를 기울여 따라내어 건더기는 천이나 여과지로 걸러낸 후 버리고 걸러진 술은 앞의 술과 합친다. 완성된 술은 적갈색의 독특한 맛을 낸다.

◇ 복용법

1회 20ml, 매일 2~3회, 식전이나 식사 사이에 마신다.

복부팽만감, 구풍, 오심, 식욕부진,
건위, 소화불량 등에 효과적인

회향후박술

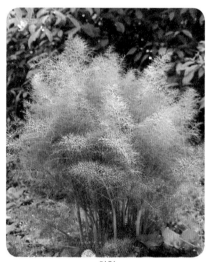

회향

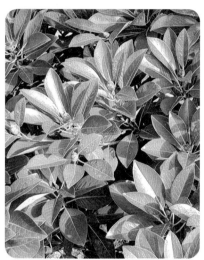

후박나무

회향의 생약명은 회향(茴香)으로, 산형과 여러해살이 풀이며 키
2m 정도 자란다. 꽃은 7~8월에 노란색으로 피고 가지 끝에서 겹
산형 화서로 달린다. 열매는 타원형 분과로 8~9월에 익는다. 열
매를 약재로 쓴다.

후박나무는 수령 20년 이상 자란 나무라야 지표물질인 '마그놀

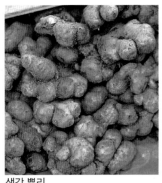
생강 뿌리

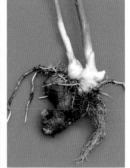
생강 뿌리 줄기

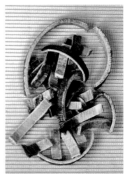
후박(약재)

롤'의 함량이 높아 약성이 강해진다. 후박나무는 재배 역사가 아직 짧아(1975년부터 시작됨) 나이가 많은 후박나무는 구하기 어려운 실정이다. 후박의 맛은 처음엔 무 맛인 듯하다가도 1분쯤 씹으면 혀를 찌르듯 쏘는 듯한 매운맛이 나며, 쓰고 화한 느낌을 준다.

◇ 효능 및 성분

회향은 방향성 건위제로서 생강과 짝이 되어 위액의 분비를 촉진시켜 소화력을 증강시킨다. 또 위장의 연동운동 저하로 인해 헛배가 부르는 증상(복부 팽만)을 후박과 협력하여 감소시키고 가스의 발생을 억제한다. 후박도 복부 팽만을 해소시키고 변통을 조절하여 장의 내용물이 부패·발효되어 가스가 생기는 것을 막아준다.

회향은 신(腎)을 따뜻하게 하고, 간을 도와주며, 위를 온화하게 하고, 행기지통(行氣止痛)의 기능이 있다.

◇ 채취 시기와 이용 부위

회향은 8~9월경에 열매가 익었을 때 전초를 베어 햇볕에 말리고 두드려서 열매를 털어낸다. 후박나무는 봄에 20년 이상 자란 후박나무나 일목련의 뿌리와 줄기의 껍질을 벗겨 그늘에서 말린다.

◇ 재료

회향 35g, 후박 40g, 생강 25g, 소주 1000ml, 설탕 100g, 과당 80g

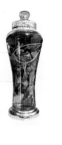
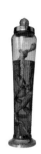

◇ 만드는 법

회향은 그대로 사용하고 후박과 생강은 가늘게 썰어 용기에 넣은 다음 30도짜리 소주를 붓는다. 공기가 통하지 않게 밀봉하여 시원한 곳에 보관한다. 처음 5일간은 매일 술을 가볍게 흔들어준다. 10일 후에 마개를 열어 건더기는 천으로 걸러낸 다음 버리고 걸러낸 술과 앞의 술을 합쳐서 다시 용기에 붓는다. 설탕과 과당을 넣어 충분하게 녹인다. 여기에 생약 건더기 1/5을 넣고 시원한 곳에 보관한다. 1개월이 지나면 마개를 열어 윗부분의 맑은 술만 따라내고 나머지 술은 천 또는 여과지로 걸러 앞의 술과 합친다. 완성된 술은 향기와 신맛이 나며 갈색을 띤다.

◇ 복용법

1회 20ml, 매일 2~3회, 식전이나 식사 사이에 마신다.

강장, 이뇨, 각혈, 피로회복, 식욕증진,
전신안정, 안면에 효과가 뛰어난
천문동술

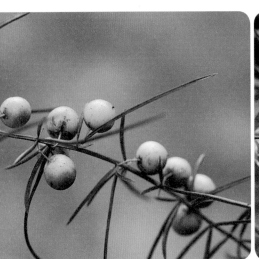

천문동 열매

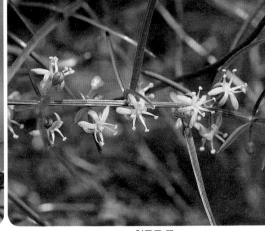

천문동 꽃

천문동은 해변의 모래밭에서 자라는 숙근초다. 뿌리는 달걀색
구근으로 길이 5cm 정도, 두께 2cm 전후로 여러 개가 붙어 있다.
줄기는 잘 뻗으며 다른 나무에 옮겨 뻗기도 한다. 잎은 짧고 단단
한 가시가 있으며, 길이 2cm 정도다. 꽃은 담록색의 6판화로 작은
편이며 열매는 둥글다.

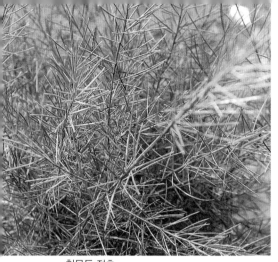

천문동 전초

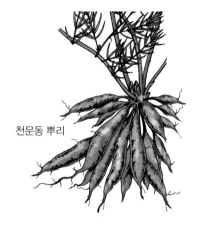

천문동 뿌리

술을 담글 때는 뿌리를 잘 씻어 2~3분 정도 열탕으로 데쳐서 말린 다음에 사용한다.

◇ 약술의 효능

전신을 강건하게 하며, 특히 호흡기관을 튼튼하게 해준다. 중년 이후에 마시면 아주 좋은 약술이다.

맥문동술도 천문동술과 같은 효능이 있는데, 술을 담그는 방법은 천문동술과 같다. 나리과에 속한 맥문동은 주로 심, 폐, 위에 작용한다. 또 맥문동은 신경을 진정시키는 작용이 있어 심복결기(心腹結氣) 증세를 치료하고, 심장을 강하게 하여 신체경락을 순환시키는 약성이 있어 순환기 질환에 효과적이다.

◇ 채취 시기와 이용 부위

봄과 가을에 덩이뿌리를 캐내어 잔뿌리를 다듬고 증기로 찐 다음 껍질을 벗겨내고 바람이 잘 통하는 그늘에서 말린다.

◇ 재료

천문동 적당량, 소주 준비한 재료의 5배

◇ 만드는 법

생약 천문동을 굵게 가루를 내어 용기에 넣은 후에 그 양의 5배 정도의 소주를 부어 밀봉한 다음 시원한 곳에 보관한다.

약 3개월이 지나면 술이 익는데, 찌꺼기는 그대로 두고 사용하는 것이 좋다. 약간의 풀냄새와 조금 쌉쌀하고 은은한 맛을 내는 고풍스러운 약술이 완성된다.

◇ 복용법

그냥 마셔도 좋고 기호에 맞추어 꿀이나 설탕을 가미하는 것도 좋다.

천문동은 생으로는 사용하지 않고 잘 말려서 사용해야 한다.

천문동의 한방 이용법

●

천문동의 생약명은 천문동(天門冬)인데 덩이뿌리를 말린 것이다.

◇ 약성

맛은 달고 쓰며 성질은 차다.

◇ 생약의 효능

강화(降火), 거담, 억균, 윤조(潤燥), 자음(滋陰), 진해, 청폐(淸肺)

● 항암 효과가 뛰어나는데, 특히 유선염이나 백혈병, 폐암 치료에 탁
  월한 효과가 있다고 한다. 억균, 진해(鎭咳), 만성 기침, 가래, 폐결
  핵, 소갈, 변비, 음허발열, 인후종통, 폐루(肺瘻), 폐옹, 해수토혈 등
  을 치료한다. 오랫동안 복용하면 머리카락이 검어지고 피부가 윤
  택해지며 눈과 귀가 밝아진다고 한다.

◇ 생약 이용법

● 주치증에 천문동을 1회 6~12g씩 물 500~600㎖로 1/2이 되도록
  달여서 이 달인 물을 1/3씩 나누어 하루 3번 복용한다.

● 천문동 · 행인 · 패모 · 반하 · 백작약 · 건지황 · 감초 · 자원 · 맥문
  동 · 인삼 · 길경 · 아교주 · 진피(陳皮) 같은 양을 섞어 만든 천문동

환(天門冬丸)은 폐음이 부족하여 미열이 있고 마른기침을 하며 목 안이 붓고 피가래가 나올 때, 폐결핵, 기관지염, 기관지 확장증 등에 쓴다. 1회 6~8g씩 하루 3번 복용한다.

● 천문동, 맥문동을 같은 양으로 섞어서 환약을 만들어 마른기침을 할 때 쓴다. 1회 5~6g씩 하루 3번 복용한다.

● 천문동, 도라지를 같은 양을 넣어서 달인 것을 목의 통증이나 염증에 쓴다.

● 천문동 뿌리의 심을 제거한 것을 쪄서 가루로 만들어서 술에 타 먹으면 체력보강에 좋다.

주의

장염 · 설사 환자에게는 사용하지 않는다.

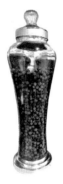
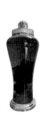
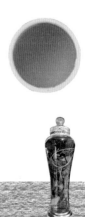

피로회복, 최면, 건위, 이뇨, 정장,
해열, 식욕증진 등에 그 효능이 뛰어난
치자술

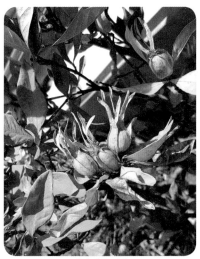

치자나무 전초

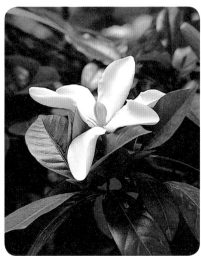

치자나무 꽃

치자나무는 산치자라고도 불리는 열대 및 아열대식물로서 꼭두
서니과에 속하는 늘푸른넓은잎 떨기나무인데, 꽃 향기가 뛰어나 정
원수로 많이 재배된다. 높이는 2~3m 정도이며, 잎은 긴 타원형의
피침형이고 윤기가 난다. 꽃은 여름에 피고 열매는 황갈색을 띤다.

치자에는 여러 종류가 있다. 일반적으로 열매의 형태가 둥근 것

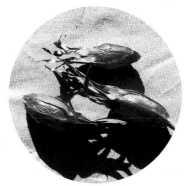

치자나무 열매

은 산치자, 긴 것은 수치자라고 부르는데, 넓은 의미에서는 모두를 통칭하여 치자라고 부른다.

◇ 약술의 효능

『중약지』에 의하면 중국에서는 수치자를 무독의 착색 염료로 사용하고 약용하지는 않는다고 한다. 코피가 날 때 치자를 태운 재를 콧구멍에 붙여놓으면 효과가 있다.

◇ 채취 시기와 이용 부위

술을 담글 때는 꽃과 열매를 사용한다. 열매는 언제든지 구할 수 있고, 꽃은 여름에 피기 때문에 그 시기를 고려하여 담그면 된다. 꽃은 활짝 피기 직전의 것이 좋고, 열매는 완전히 익어 꽃받침대가 시들기 전의 것을 사용한다.

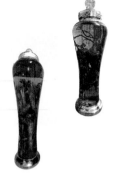

◇ 재료

치자 열매 또는 꽃 500g, 소주 1800ml

◇ 만드는 법

재료를 용기에 넣고 소주를 부어 밀봉한 다음 시원한 곳에 보관한다. 꽃술은 2개월 정도 지나면 엷은 황색을 띤다. 열매는 4개월 정도 지나면 등황색으로 익는데, 익지 않은 열매는 녹색이 섞인 갈색을 띤다. 꽃으로 담근 술은 약 2개월 후에, 열매로 담근 술은 약 4개월이 지난 후에 건더기를 천이나 여과지로 걸러낸다. 열매로 담근 술은 맑은 술을 떠내고 한 번 더 소주를 부어 시원한 곳에 5개월 이상 보관한다.

◇ 복용법

꽃으로 담근 술은 향기가 뛰어나고, 열매 술은 색깔이 아름답다. 열매로 담근 술은 쌉쌀한 맛이 강하기 때문에 감미료를 첨가해서 마시면 좋다.

꽃으로 담근 술은 향기를, 열매로 담근 술은 빛깔이 좋기 때문에 양주나 다른 과실주와 섞어 사용하면 효과만점이다.

치자나무의 한방 이용법

●

치자나무의 생약명은 치자(梔子)인데 익은 열매를 말린 것이다. 가을에 치자나무 익은 열매를 따서 햇볕에 말리면 된다.

◇ 약성

맛은 쓰고 성질은 차갑다.

◇ 생약의 효능

청열, 사화(瀉火), 양혈, 진통, 지혈, 이뇨

- 감기, 두통, 황달, 각기, 토혈, 비출혈(코피), 혈뇨, 불면증, 소갈, 결막염, 창양, 좌상통의 치료

◇ 생약 이용법

- 말린 약재를 1회 2~5g씩 뭉근하게 달이거나 가루내어 복용한다. 하루에 6~10g 쓴다.
- 치자 8g, 인진호 22g, 대황 8g을 섞어 만든 인진호탕은 황달과 간염에 쓴다. 달여서 하루 3번에 나누어 복용한다.
- 치자 8g, 약전국 40g을 섞어 만든 치시탕은 가슴이 답답하여 잠

을 못자는 데 쓴다. 달여서 하루 3번에 나누어 복용한다.

● 치자 10g, 깽깽이풀 10g, 황금 10g, 황경피 10g을 섞은 황련해독탕은 상한으로 열이 몹시 나고 가슴이 답답하여 잠을 자지 못하는 데와 토혈, 비출혈(코피), 부스럼, 패혈증 등에 쓴다, 달여서 하루 3번에 나누어 복용한다.

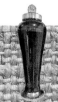

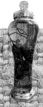

초기 감기, 발한, 해열,
정장 등에 효과가 큰 약술

칡술

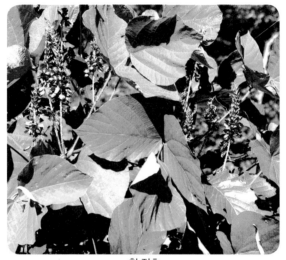

칡 전초

    칡은 산과 들에 자생한다. 줄기가 6~8m 이상 되는 것도 있으며, 잎은 크고 달걀형이다. 표면은 짙은 녹색, 아랫 부분은 흰색을 띠고 있다. 나비 모양의 자주색 꽃이 핀다.

    뿌리는 갈근이라고 하여 약용으로 쓰이고, 또 뿌리의 전분으로는 갈분을 만들어 식용으로 사용한다.

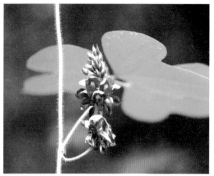
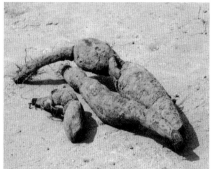

칡 꽃   칡 뿌리

◇ 약술의 효능

칡에는 다이드제인 성분이 포함되어 있어 뼈를 튼튼하게 하기 때문에 골다공증에 좋다고 한다. 요통에는 생갈근 즙을 마신다. 미역을 먹고 체했을 때 갈근을 진하게 달여 마신다.

당뇨병에는 갈엽으로 맑은 즙을 내어 작은 잔으로 두 잔씩 매일 3회 마시면 좋다.

매일 2잔씩 꾸준하게 마시면 피로회복에 도움이 된다.

◇ 채취 시기와 이용 부위

약으로 사용하는 '갈근(葛根)'은 봄이나 가을에 칡의 뿌리를 캐

◇ 재료

칡 1kg, 소주 3000~6000ml

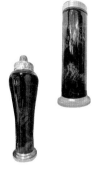

195

내어 겉껍질을 벗긴 다음 잘게 쪼개어 햇볕에 말린다.

◇ 만드는 법

굵고 두꺼운 갈근을 깨끗이 씻어 5cm 길이로 토막을 내고, 또 5cm 정도 두께로 잘라 말린다. 이 재료를 용기에 넣고 소주를 붓는다. 갈근은 소주를 빨아들이기 때문에 나중에 소주를 더 넣어도 무방하다.

3개월쯤 지나면 술이 익는데, 짙은 커피색의 달콤하고 갈근 특유의 향내가 나는 약술이 완성된다.

맑은 술은 천이나 여과지로 걸러 떠내고 한 번 더 소주를 부어 밀봉하여 오래도록 저장하면, 첫번째 술보다 순하고 진귀한 칡술을 얻을 수가 있다.

◇ 복용법

용량이 정해져 있지는 않지만 지나치지 않도록 한다. 그냥 마셔도 좋지만 꿀을 가미하면 더욱 향기로운 약술이 된다. 신맛이 없으므로 모과술이나 매실술과 함께 섞으면 더욱 마시기 쉽고 맛도 좋다.

칡의 한방 이용법

●

칡의 뿌리를 말린 것을 갈근(葛根), 개화하기 전의 꽃을 말린 것을 갈화(葛花)라고 한다.

◇ 약성

맛은 달고 매우며 성질은 서늘하다.

◇ 생약의 효능

발한, 해열, 진경, 지갈, 지사, 주독해독

● 뿌리 : 고열, 두통, 고혈압, 설사, 이명의 치료

● 꽃 : 발열, 번갈, 식욕부진, 장출혈, 구토, 숙취의 치료

◇ 생약 이용법

● 주치증에 뿌리를 말린 약재(갈근)는 하루 1회 4~8g씩, 꽃을 말린 약재(갈화)는 하루 1회 2~4g씩 달이거나 가루내어 복용한다.

● 갈근 15g, 백작약꽃 8g, 승마 8g, 감초 8g, 생강 6g, 총백(파흰밑) 4개를 섞은 승마갈근탕은 유행성 열병, 감기로 인한 발열두통과 갈증이 나는 데, 홍역발진이 들어가게 하는 데 등에 쓴다. 달여

서 하루 3번에 나누어 복용한다.

- 갈근 22g, 마황 15g, 계지 8g, 백작약꽃 12g, 감초 6g, 생강 6g, 대추 4g을 섞은 갈근탕은 '상한태양병'에 목과 등이 꼿꼿해지고 땀은 나지 않으며 으슬으슬 추운 증세, 감기, 결막염, 축농증 등에 쓴다. 달여서 하루 3번 복용한다.

- 갈근 22g, 반하 14g, 참대껍질 8g, 감초 8g, 생강 6g, 대추 4g을 섞은 갈근죽여탕은 구토 증세에 쓴다. 달여서 하루 3번에 나누어 먹는다.

- 갈근 7g, 승마 7g, 시호 12g을 섞어 감기 · 기관지염에 쓴다. 달여서 하루 3번에 나누어 먹는다.

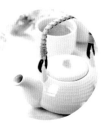

요통, 하반신무력, 유정, 조루,
강정, 강장작용을 도와주는 약술인
토사자술

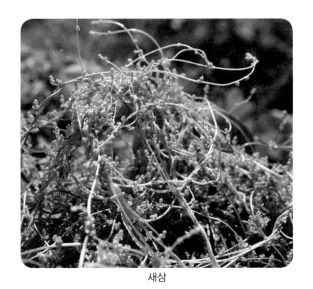
새삼

토사자는 메꽃과 한해살이 덩굴성 식물인 새삼의 익은 씨를 말
린 것을 말한다. 새삼은 처음에는 땅에서 자라다가 곧 다른 식물
에 붙어 기생하여 꽃과 열매를 맺는다. 전체가 황색의 굵은 철사
모양으로, 목본식물에 기생하여 번식을 하는데 싹이 나서 기생식
물에 이르면 뿌리는 마르고 새로 생긴 흡반으로 기생식물의 영양

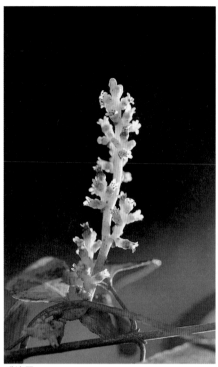

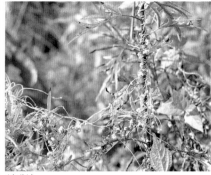

실새삼

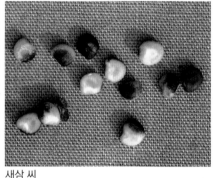

새삼 꽃

새삼 씨

을 흡수해서 성장한다. 8~9월경에 줄기 뒤에 짧은 이삭으로 백색
의 잔꽃이 피며, 무리지어 번식하는 모양은 마치 풀이나 나무 위
에 황금 그물을 덮어씌운 것처럼 보인다.

◇ 약술의 효능

고대 중국에서 전해진 유명한 강정제에는 대부분 토사자가 쓰
이고 있다. 특히 노화로 인한 장기의 기능 약화로 몸이 쇠약한 경
우에 매우 효과적이다.

체력 부족을 보충하고 정력을 활발하게 하는 작용을 한다. 하반
신의 모든 기능이 약해져 힘이 없고 음위의 경향이 있을 때 효과

적이다. 식욕부진이나 설사를 자주 하는 사람의 강장에도 적합하다. 성분은 토사자 배당체, 비타민 A, 아밀라아제 등이다.

◇ 채취 시기와 이용 부위
가을에 열매가 여물면 새삼이나 실새삼의 지상부를 베어 씨를 털어내어서 햇볕에 말린다.

◇ 재료
토사자 150g, 소주 1000ml, 설탕 150g, 과당 50g

◇ 만드는 법
토사자를 그대로 용기에 넣은 다음에 25도짜리 소주를 붓는다. 공기가 통하지 않도록 밀봉하여 시원한 곳에 보관하면 된다.

1주일 후에 마개를 열어 윗부분의 맑은 술은 따라내고 건더기를 천으로 거른 술은 용기에 다시 담는다. 설탕과 미림을 첨가한 다음 여기에 생약 건더기 1/5을 다시 넣고 밀봉한 다음 시원한 곳에 보관한다. 1개월 후에 마개를 열어 건더기를 천이나 여과지로 거른 후 술만 보관하면 된다. 완성된 술은 갈색의 약간 매운맛을 낸다.

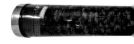

◇ 복용법
1회 20㎖, 매일 2~3회 식전 또는 식사 사이에 마신다.

새삼의 한방 이용법

●

전초를 말린 것을 토사, 익은 씨를 말린 것을 토사자라고 한다.

◇ 약성

맛은 맵고 달며 성질은 평(平)하다.

◇ 생약의 효능

보익간신, 강장, 강정, 안태, 명목, 지사

- 신허양위, 신체허약, 유정, 음위, 빈뇨, 당뇨병, 습관성 유산, 요슬
  산통, 눈이 잘 보이지 않는 증세, 소갈의 치료

◇ 생약 이용법

- 주치증에 토사자를 1회 4~5g씩 달이거나 가루내어 복용한다.
- 토사자 150~230g, 설탕 250g을 소주 1.8 *l* 에 담가 2개월 이
  상 숙성시킨 <u>토사자술</u>을 마시면 자양, 강장에 효과가 있다. 하
  루에 3번 1잔씩 마신다.
- 토사자 · 숙지황 · 차전자 같은 양을 섞어 가루내어 눈이 잘 보이
  지 않는 데 쓴다. 1회에 6~8g씩 하루 3번 복용한다.

- 토사자 · 택사 · 육계 · 부자 · 복령 · 마 · 산수유 · 파고지를 같은 양을 섞어 환약을 만들어 허리와 무릎이 시리고 아픈 데 쓴다. 1회에 2~3g씩 하루 3번 복용한다.
- 기미와 주근깨를 없애는 데는 전초를 달인 물로 10번 이상 얼굴을 씻어낸다.
- 누낭염에는 새삼 전초 말린 약재를 1회에 4~6g(씨는 2~3g)씩 달여서 3~4일 복용한다.

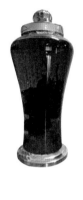

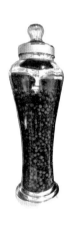

자양강장, 익정보혈, 허약체질,
요각권태무력, 조기노화, 울증에 효과적인

하수오술

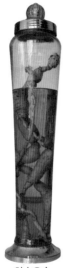

하수오술

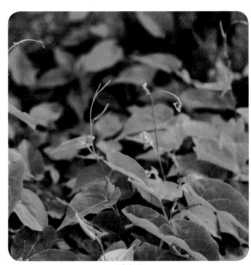

하수오

중국이 원산지인 하수오는 약용식물로 재배되고 있다. 뿌리줄기
가 땅속으로 뻗으면서 군데군데 고구마같이 굵은 덩이뿌리가 생
긴다. 꽃은 8~9월에 흰색으로 피며 꽃잎은 없고 열매는 수과로서
넓은 달걀을 거꾸로 세운 듯한 모양이다. 붉은빛을 띤 갈색 덩이
뿌리를 한방에서 하수오라고 한다. 이와 비슷한 것에는 나도하수

오가 있으며, 지리산 능선과 계방산
계곡에서 자란다.

◇ 약술의 효능

강장제, 강정제, 완하제로 사용한
다. 잎은 나물로 먹으며 생잎은 곪은 데
붙여서 고름을 흡수시킨다.

혈청 콜레스테롤에 대한 강하작용이 있다. 또
장의 운동을 촉진시켜 변통을 평온하게 조절해 주고
지방이 혈관에 달라붙는 것을 방지하여 동맥경화를
막는다. 그리고 피부의 가려움을 해소한다.

◇ 채취 시기와 이용 부위

가을에 덩이뿌리를 캐내어 수염뿌리를
제거하고 적당히 잘라 햇볕에 말린다.

하수오

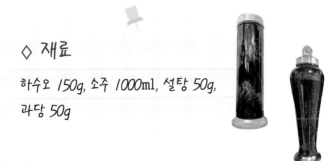

◇ 재료

하수오 150g, 소주 1000ml, 설탕 50g,
과당 50g

◇ 만드는 법

잘게 썬 하수오를 용기에 넣고 25도짜리 소주를 부어 밀봉하여 시원한 곳에 보관하면 된다. 침전을 막기 위해 매일 가볍게 술을 흔들어준다.

10일 후에 마개를 열어 건더기는 천이나 여과지로 거른 다음 버리고 걸러진 술은 앞의 술과 합쳐서 용기에 부어 설탕과 과당을 넣는다. 여기에 생약 찌꺼기 1/10을 다시 용기에 넣고 밀봉하여 시원한 곳에 보관한다.

약 1~2개월 후에 마개를 열고 용기를 가볍게 기울여 윗부분의 맑은 술만 따라낸 다음 나머지는 천이나 여과지로 걸러서 찌꺼기는 버리고 걸러진 술은 앞의 술과 합친다. 완성된 술은 적갈색의 독특한 향기와 약간 씁쓸하고 떫은맛이 감돈다.

◇ 복용법

1회 20*ml*, 매일 2회 아침 · 저녁의 식사 전이나 사이에 마신다.

주의

설사 환자는 너무 많이 복용하지 않도록 한다.

하수오의 한방 이용법

●

생약명은 하수오(何首烏)이며 덩이뿌리를 말린 것이다.

◇ 약성

맛은 쓰고 달며 떫은 맛도 난다. 성질은 따뜻하다.

◇ 생약의 효능

해독, 정장, 통변

● 종기, 유정, 학질, 변비의 치료

◇ 생약 이용법

● 주치증에 하수오를 1회 6~12g씩 물 200㎖로 달여서 복용한다.

● 변비에는 하수오 10~15g을 물 600㎖로 달여서 달인 물을
  1/2~1/3로 나누어 하루 2~3회로 복용한다.

● 종기에는 하수오 생잎을 짓찧어 환부에 붙인다. 또 하수오 달인
  물로 환부를 씻어낸다.

자양강장, 음위, 성기능감퇴, 만성피로,
아랫도리의 쇠약, 양노 등에 좋은
합개술

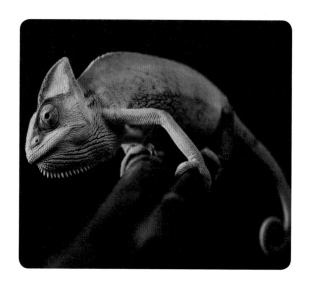

합개는 중국에 서식하는 도마뱀을 말린 것을 말하는데, 몸길이 20cm, 삼각형의 대가리에 입이 메기처럼 크고 회색이나 갈색을 띠고 있는데, 암수의 정은 원앙새와 같고 약효는 인삼이나 녹용을 능가할 정도다. 보통 두 마리가 한 쌍으로 되어 있다. 도마뱀은 서로 정이 깊어 교미 중에는 죽어도 떨어지지 않는다고 한다.

◇ 약술의 효능

합개술은 정력을 높일 뿐만 아니라, 신허에 의한 요통이나 불면증에도 효력이 매우 좋다. 남성 호르몬과 비슷한 작용이 있어 최음 효과를 나타낸다. 보간작용도 있어 피로와 해소를 치료한다.

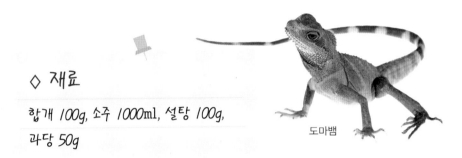

도마뱀

◇ 재료

합개 100g, 소주 1000ml, 설탕 100g,
과당 50g

◇ 만드는 법

합개를 잘게 부숴 용기에 넣고 30도짜리 소주를 붓는다. 공기가 통하지 않게 뚜껑을 밀봉하여 시원한 곳에 보관하면 된다.

2주일 후에 마개를 열어 술을 천으로 거른 후에 다시 그 술을 용기에 넣어 설탕과 과당을 넣어 충분하게 녹인다. 이때 거르고 남은 생약 찌꺼기의 일부를 다시 넣고 밀봉하여 시원한 곳에 보관한다.

2개월 이상 지나면 나머지 건더기를 여과지로 거른 후에 버리고 술만을 따라내면 된다. 완성된 술은 독특한 맛을 지니고 있다.

◇ 복용법

1회 20㎖, 매일 2~3회, 식사 사이에 마신다. 약간 동물성 냄새가 나기는 하지만 브랜디나 진을 조금 넣으면 먹기가 좋다.

부인의 강장, 생리통, 무월경, 생리불순,
냉증을 다스리는 효과적인 약술

홍화술

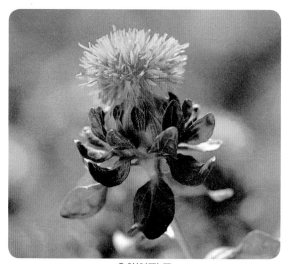

홍화(잇꽃) 꽃

홍화는 국화과이며 홍람, 잇꽃, 잇나물이라고도 한다. 높이 1m 내외이다. 잎은 어긋나고 넓은 바소꼴이며, 톱니 끝이 가시처럼 생긴다. 꽃은 7~8월에 피고 엉겅퀴같이 생겼는데, 붉은빛이 도는 노란색이고 가지 끝에 1개씩 달린다.

열매로 기름을 짜서 등유와 식용으로 하였고 등잔불에서 얻은

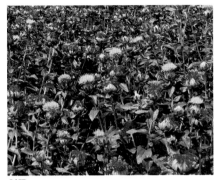
잇꽃

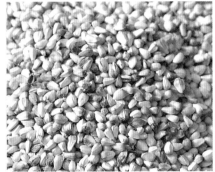
홍화자(잇꽃 씨)

검댕으로 만든 것이 홍화묵이다.

홍화를 물에 넣어 홍색소를 녹여낸 다음 물에 잘 씻어서 잿물에 담그면 홍색소가 녹아서 나온다. 여기에 초를 넣어서 침전시킨 것을 연지로 사용하였으며, 천과 종이에 염색도 하였다. 또 이집트의 미라에 감은 천도 이것으로 염색한 것이다.

◇ 약술의 효능

이른 아침 이슬에 젖었을 때 따서 말린 꽃을 홍화라고 하여 한 방에서 부인병, 통경, 복통에 쓴다. 골절에는 홍화씨를 살짝 볶아 가루내어 복용한다. 종자에서 짠 기름에는 리놀산이 많이 들어 있어 콜레스테롤 과다에 의한 동맥경화증의 예방과 치료에 좋다.

◇ 채취 시기와 이용 부위

6월경에 홍화 줄기의 가시가 부드러워지는 이른 아침에 꽃을 채취하여 그늘에서 말린다.

◇ 재료

홍화 50g, 소주 1000ml, 설탕 100g, 벌꿀 100g

◇ 만드는 법

홍화를 그대로 용기에 넣은 다음 25도짜리 소주를 붓는다. 그 다음 공기가 통하지 않게 밀봉하여 시원한 곳에 보관하면 된다.

10일 후에 마개를 열어 건더기를 천이나 여과지로 걸러낸다. 술은 다시 용기에 붓고 설탕과 벌꿀을 넣어 충분하게 녹인다. 여기에 생약 찌꺼기 1/10을 다시 넣고 밀봉하여 시원한 곳에 보관한다. 1개월이 지나면 건더기를 천이나 여과지로 거른다. 완성된 술은 적갈색의 독특한 맛을 지니고 있다.

◇ 복용법

1회 20ml, 매일 2~3회, 식전이나 또는 식사 사이마다 마신다.

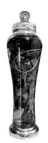
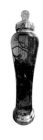

잇꽃의 한방 이용법

●

꽃을 말린 것을 홍화(紅花), 어린 싹을 홍화묘(紅花苗), 씨를 말린 것을 홍화자(紅花子)라고 한다.

◇ 약성
맛은 맵고 성질은 따뜻하다.

◇ 생약의 효능
활혈, 통경, 화어, 지통
- 무월경, 난산, 사산, 산후오로부전, 어혈에 의한 통증, 위장병, 설사, 옹종, 타박상의 치료

◇ 생약 이용법
- 부인병, 통경, 복통 및 산전산후의 정혈에는 말린 약재를 1회 1g씩 차가운 술 1잔에 넣어 복용한다. 홍역의 발진 촉진에도 효과가 있다.
- 토혈, 각혈에는 홍화 2, 복숭아씨 1을 함께 넣고 달여서 복용한다.
- 골절에는 홍화자를 살짝 볶아 가루내어 복용한다.
- 타박상, 종기 등에는 어린 싹(홍화묘)을 찧어 환부에 붙인다.

자양강장, 지한, 이뇨, 류머티스성 관절염,
견관절주위염, 부종에 효과적인

황기술

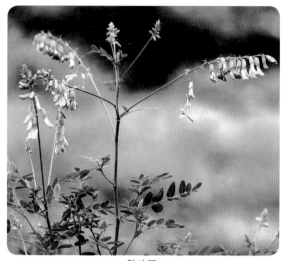

황기 꽃

황기는 쌍떡잎식물 장미목 콩과의 여러해살이풀로 산지의 바위
틈에 자란다. 높이 40~70cm이며 전체에 흰색의 부드러운 잔털
이 있다. 줄기는 총생하며 잎은 6~11쌍의 작은 잎으로 이루어진
홀수 1회 깃꼴겹잎이다. 작은 잎은 길이 약 1~2cm로 달걀 모양
의 타원형이며 잎 가장자리는 밋밋하다. 꽃은 7~8월에 노란색 나

비 모양으로 피고 가지 끝에 여러 송이가 총상화서로 달리며 꽃 잎은 5장이다.

◇ 약술의 효능

중추신경계를 흥분시켜 성호르몬과 비슷한 작용을 하며, 단백뇨를 치료하는 효과가 있다고 한다. 혈관확장작용도 있어 혈액순환 장애를 개선시키므로 피로성 심장쇠약에 사용된다.

남녀노소를 불문하고 원기를 회복시켜 주고 강화해 준다. 목소리에 힘이 없고 무력감이 있으며, 자주 피로를 느끼는 체질에 적합하다. 그리고 체표의 수독을 제거하고 이뇨작용을 하기 때문에 관절이나 몸에 부종이 있는 사람에게 적합하다.

◇ 채취 시기와 이용 부위

가을에 황기의 뿌리를 캐내어 잔뿌리를 제거하고 햇볕에 말린다.

◇ 재료

황기 뿌리 150g, 소주 1000ml, 설탕 50g, 과당 50g

◇ 만드는 법

잘게 부순 황기를 용기에 넣고, 20도짜리 소주를 부은 다음 밀봉하여 시원한 곳에 보관하면 된다. 침전을 막기 위해 매일 한 번

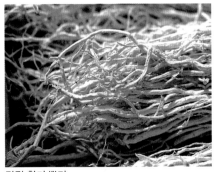
말린 황기 뿌리

씩 살짝 흔들어준다.

10일 후에 마개를 열고 건더기를 천이나 여과지로 거른다. 이렇게 걸러낸 술을 다시 용기에 붓고, 여기에다가 생약 찌꺼기 약 1/10을 다시 용기에 넣는다. 이때 설탕과 과당을 넣어 잘 저은 다음 밀봉하여 시원한 곳에 보관한다. 이때 브랜디 10㎖를 추가시키면 향기가 더욱 좋아진다.

1개월이 지나면 개봉하여 윗부분만 따라낸 다음 남은 부분은 천이나 여과지로 걸러내면 된다. 완성된 술은 맑은 황갈색의 담백한 맛을 지니고 있다.

◇ 복용법

1회 30㎖, 매일 2회 아침 저녁의 식전이나 식사 사이에 마신다.

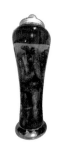
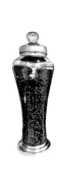
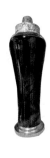

황기의 한방 이용법

•

생약명을 황기라고 하는데 뿌리를 말린 것이다.

◇ 약성
맛은 달고 성질은 조금 따뜻하다.

◇ 생약의 효능
강장, 강심, 활혈, 지한, 이뇨, 면역기능 제고
● 신체허약, 잘 때 식은땀이 나는 증세, 감기, 해수, 천식, 만성 위염,
  위 · 십이지장궤양, 뇌빈혈, 당뇨병, 만성 콩팥염의 치료

◇ 생약 이용법
● 말린 약재를 1회에 10~15g 달여서 복용한다. 하루에 6~15g
  쓴다.
● 황기 9g, 백출 18g, 방풍 9g을 섞어 만든 옥병풍산은 땀이 저절
  로 나는 데 쓴다. 달여서 하루 3번에 나누어서 복용한다.
● 황기 6g, 인삼 · 백출 각각 4g, 당귀 2g, 승마 · 시호 각각 1g,
  진피(귤껍질) 2g, 감초 4g을 섞은 보중익기탕은 신체허약, 식

욕부진, 설사, 탈항, 신경쇠약 등에 쓴다. 하루 2첩을 달여 3번에 나누어 복용한다.

- 황기 38g, 감초 4g, 백작약꽃 18g, 계지 12g, 생강 5g, 대추 4g, 엿 40g을 섞은 <u>황기건중탕</u>은 위 · 십이지장궤양에 쓴다. 하루 2첩을 달여 3번에 나누어 복용한다.

- 민간에서는 닭의 뱃속에 황기 30~50g을 넣고 <u>닭곰(황기곰)</u>을 하여 허약한 사람의 보약으로 쓴다. 하루에 복용한다.

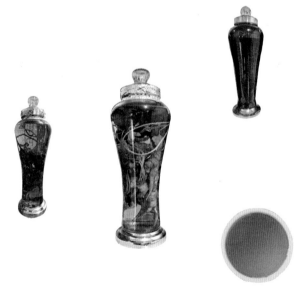

자양강장, 허약체질, 자주 피로할 때,
병후 회복기에 효과적인 약술

황정술

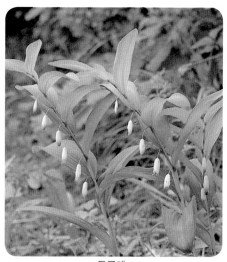

둥굴레

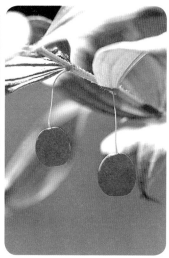

둥굴레 열매

　황정(黃精)은 일반적으로 둥굴레 속에 해당되는 여러 종의 식물을 통틀어 말하는데, 일반적으로는 둥굴레 또는 생약명을 그대로 황정이라고 한다. 울릉도와 제주도 등의 남부지방의 산지 숲속에서 자라는 백합과의 다년초로서 높이 50~80cm로 윗부분이 심하게 휘고 둥굴레와 비슷하지만 줄기는 모가 지지 않는다. 잎

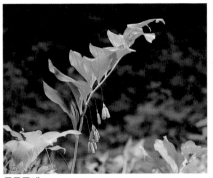
통둥굴레

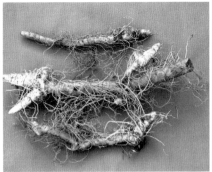
채취한 둥굴레 뿌리

은 길이 8~13cm, 폭 10~25mm로서 둥글레보다 좁고 짙은 녹색
이다. 잎겨드랑이에서 2~5개의 꽃이 밑을 향해 주렁주렁 달리며
꽃은 5월에 핀다.

황정(黃精)은 약재가 황백색이고 자양 · 강장 등 정기(精氣)를
북돋우는 효능이 있어 붙여진 이름으로 추정된다. 대잎둥굴레, 갈
고리층층둥굴레, 층층둥굴레 등의 생약명이 모두 황정인 것도 이
때문이다. 또, 생약명이 옥죽(玉竹)인 둥굴레도 황정이라고 부르
기도 한다. 모두 둥굴레와 동속 식물이어서 약효가 비슷하므로 서
로 대용 약재로 쓸 수 있다.

◇ 약술의 효능

뿌리의 효능은 자양강장제로서 폐를 보하고 뼈와 근육을 튼튼하
게 하며, 흰머리를 검게 하고 추위에 내성을 길러주며, 안색을 좋게
하여 장수할 수 있게 한다고 한다. 그래서 민간에서는 황정(둥굴레)
으로 떡을 만들어 먹거나 술을 빚어 마시면 무병장수한다고 했다.

자양강장제로서 병후 쇠약해졌거나 영양이 불량할 때, 자양강
장의 목적으로 복용한다. 황정을 오랫동안 복용하면 성기의 발기

력이 강해진다고 한다.

◇ 채취 시기와 이용 부위

이른봄 새싹이 나오기 전이나 가을에 대잎둥굴레나 갈고리층층둥굴레, 층층둥굴레의 뿌리줄기를 캐어서 잘 씻은 후 건조시키거나 꿀물이나 술에 하룻밤 담가두었다가 시루나 증기로 찐 후 말린 것을 약재로 쓴다.

◇ 재료

황정 150g, 소주 1000ml, 설탕 100g, 미림 50ml

◇ 만드는 법

황정을 잘게 썰어 용기에 담고 25도짜리 소주와 미림을 함께 붓는다. 공기가 통하지 않게 밀봉하여 시원한 곳에 보관하면 된다.

7일이 지나면 마개를 열고 천으로 거른 다음 술은 용기에 다시 붓는다. 이때 생약의 1/10을 다시 술 속에 넣고 설탕을 가미하여 녹인 후 다시 밀봉하여 시원한 곳에 보관한다. 1개월 후에 마개를 열고 윗부분의 술만 따라낸 다음 나머지 술은 여과지로 거른 후 앞의 술과 합친다. 완성된 술은 흑갈색의 독특한 향기를 낸다.

◇ 복용법

1회 20㎖, 매일 2회 아침 저녁으로 공복에 마신다.

둥굴레의 한방 이용법

●

생약명을 황정(黃精), 또는 옥죽(玉竹)이라고 하는데 뿌리줄기를 말린 것이다.

◇ 약성
맛은 달고 성질은 평온하다.

◇ 생약의 효능
자양, 강장, 보중익기(補中益氣), 심폐자윤(心肺滋潤), 강근골

● 폐결핵 해혈, 식욕부진, 병후체력 부족, 정력감퇴, 근골쇠약, 풍습동통, 풍나선질의 치료

◇ 생약 이용법
● 주치증에 황정 9~15g(생뿌리줄기는 30~60g)을 물 600㎖로 달여서 복용한다.
● 황정 4~12g을 물 400㎖로 1/2이 되도록 달여서 1/3씩 나누어 하루 3번 복용하면 허약한 사람의 강정, 강장에 효과를 볼 수 있다.
● 황정·구기자 같은 양을 섞어 만든 황정환(黃精丸)은 정기를 보하는 보약이므로 허약한 사람, 병후조리에 쓴다. 1회 8g씩 하루

3번 복용한다.

- 정력감퇴에는 황정 200g, 설탕 200~300g을 소주(35도) 1.8 *l* 에 담가 컴컴한 곳에 두어 숙성시킨 <u>황정술</u>(黃精酒)을 1회 20*ml*씩 하루 3번 복용한다. 병후회복에도 효과를 볼 수 있다.

- 말린 둥굴레를 1회 4~6g씩 달이거나 가루내어 복용한다. 장기간 복용하면 안색과 혈색이 좋아진다.

- 둥굴레 · 총백 · 길경 · 아마존 · 약전국 · 박하 각각 12g, 감초 · 대추 각각 4g을 섞은 <u>가미위유탕</u>은 음허로 열이 나고 기침이 나며 인후두가 아프고 갈증이 나는 데 쓴다. 달여서 하루에 3번 나누어 복용한다.

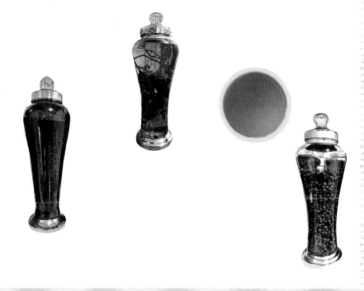

거풍과 통기에 효능이 있어 중풍,
안면 신경마비, 산통, 요통 등에 적합한

개다래술

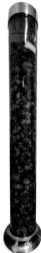

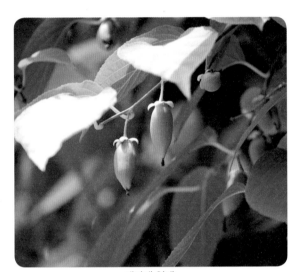

개다래술

개다래 열매

전국의 산과 들에 자생하는 낙엽성 목본으로, '말다래나무'라고
도 한다. 깊은 산속 나무 밑이나 계곡에서 자란다. 열매는 장과로
긴 타원형이고 9~10월에 누렇게 익으며 아래로 늘어진다. 열매를
먹을 수 있으나 혓바닥을 쏘는 듯한 맛이 나고 달지 않다.

이 과실 속에 벌레가 들어가 벌레집처럼 발육한 것이 있는데(충

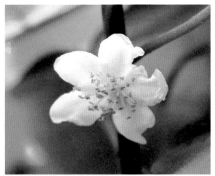
개다래 꽃

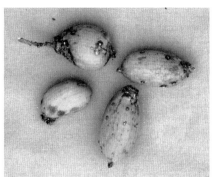
개다래 열매

영) 이것이 바로 한방 재료로 사
용하는 목천료(木天蓼)다. 가지와
잎을 목천료, 뿌리를 목천료근(木
天蓼根)이라 하여 모두 약으로 쓰
고 목재는 공예 재료로 사용한다.

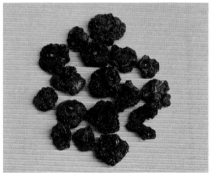
목천료(약재)

◇ 약술의 효능

예로부터 강장제로 알려져 왔지만 오히려 피복, 진통, 냉통에 효
과적이다. 신경통을 다스리며 강심, 강정, 강장작용을 하고 쾌면
을 돕는다.

◇ 채취 시기와 이용 부위

봄 또는 가을에 가지와 잎을 채취하여 햇볕에 말린다. 10월경에
진딧물이 기생하여 벌레혹(충영)이 생긴 열매를 채취하여 햇볕에
말린다.(약재 채취법)

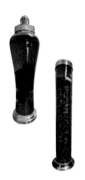

◇ 재료

개다래나무 열매 500g, 소주 1800ml,
얼음과 설탕 5~20g

◇ 만드는 법

개다래를 깨끗이 씻어 물기를 완전히 제거한다. 용기에 개다래, 소주, 설탕을 넣고 밀봉한 다음 시원한 곳에 보관하면 된다. 오래 숙성시킬수록 맛있는 술이 된다.

약재상에서 말린 것을 살 경우에는 100~150g 정도가 적당한데, 쌉쌀한 맛과 독특한 향기를 지닌 우아한 노란색 약술이 완성된다.

◇ 복용법

용량은 제한이 없지만 지나치지 않도록 한다. 다른 술과 칵테일을 하거나 벌꿀 등을 타서 마시면 맛이 더욱 좋아진다.

개다래의 한방 이용법

●

가지와 잎을 목천료(木天蔘), 충영이 생긴 열매를 목천료자(木天蔘子)라고 한다.

◇ 약성

맛은 맵고 성질은 따뜻하며 독성이 들어 있다.

◇ 생약의 효능

진정, 최면, 혈압강하, 건위

● 대풍나질, 오래된 이질, 냉증, 신경통, 부증, 피부염의 치료

◇ 생약 이용법

● 건위약으로 쓰려면 목천료를 1~8g씩 달여서 복용한다.
● 냉증, 신경통, 부증에는 목천료자 200g을 소주 1.8 *l* 에 담가서 6개월 정도 숙성시킨 목천료 약술을 하루 2번, 아침 저녁으로 1잔씩 복용한다. 설탕을 넣어 복용하기도 한다.
● 개다래의 줄기에서 나오는 수액을 티눈, 사마귀의 환부에 계속 바르면 효과를 볼 수 있다.

자양강장, 허약체질, 무력감, 체력회복,
현기증, 허리와 무릎 통증에 좋은
구기술

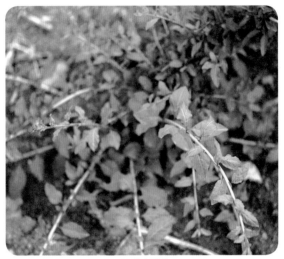

구기자 전초

　구기는 촌락이나 길가에 자라는 가지과에 속하는 낙엽활엽관목
인데, 다른 한약재와는 달리 오용해도 부작용이 생기지 않는 특색
이 있다. 과실은 구기자라 한다.

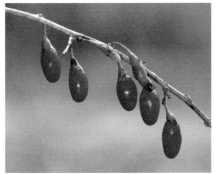

구기자 열매

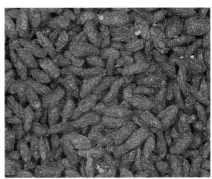

말린 구기자 열매

◇ 약술의 효능

한방에서 소갈, 도한(盜汗) 등
의 해열제로 이용된다. 구기자
를 장기간 복용하면 정력이 좋
아지고 심신이 충실해져 강장
체질로 바뀐다. 안색이 좋아지

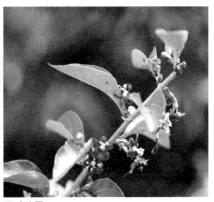

구기자 꽃

고 눈이 밝아지며 노쇠를 막을 수도 있다. 예로부터 구기자는 불
로장생, 강장·강정, 비건회춘의 비약으로 사용되어 왔다. 최근의
실험에서는 간 세포 내의 지방 침착을 억제하고, 간 세포의 신생을
촉진하기 때문에 만성간염, 간경변에 효과적이라는 것이 밝혀졌다.

◇ 채취 시기와 이용 부위

봄 또는 가을에 구기자나무의 뿌리를 캐어서 물에 씻어서 껍질
을 벗겨 햇볕에 말린다.(지골피) 열매는 가을에 익은 것을 따서

햇볕에 말린다.

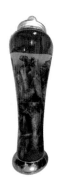

◇ 재료

구기자 150g, 소주 1000ml, 설탕 100g, 미림 50ml,
벌꿀 30ml

◇ 만드는 법

구기자는 가능하면 선홍색을 띤 것으로 고른 후 용기에 넣은 다음 25도짜리 소주를 붓는다. 공기가 통하지 않게 밀봉하여 시원한 곳에 보관하면 된다. 침전을 막기 위해 처음 5일간은 매일 1회 이상 용기를 가볍게 흔들어준다. 2주일이 지나면 마개를 열고 술을 천으로 거른다. 이 술을 용기에 다시 담은 후 설탕과 미림, 벌꿀을 넣어 충분하게 녹인다. 여기에 구기자 찌꺼기 1/5을 다시 용기 속에 넣고 밀봉하여 시원한 곳에 보관한다. 1개월 후에 마개를 열어 윗부분의 술만 살짝 따라내고, 남은 술은 천이나 여과지를 통해 거른다. 완성된 술은 적갈색을 띠고 맛 또한 좋다.

◇ 복용법

1회 20ml, 매일 2회 아침 저녁으로 식사 전이나 또는 식사 사이에 마신다.

구기자의 한방 이용법

●

익은 열매를 말린 것을 구기자(枸杞子), 뿌리껍질을 말린 것을 지골피(地骨皮)라고 한다.

◇ 약성

구기자 : 맛은 달고 성질은 평(平)하다.

지골피 : 맛은 달고 성질은 차갑다.

◇ 생약의 효능

신체허약, 영양실조증, 폐결핵, 신경쇠약 등의 보약

- 열매 : 간과 신이 허하여 어지럽고 눈이 잘 보이지 않을 때, 유정, 음위증, 요통, 요슬무력, 폐음이 부족한 마른기침, 당뇨병의 치료

- 뿌리껍질 : 골증열로 땀이 날 때, 폐열로 기침이 나고 숨이 찰 때, 혈열출혈(코피, 토혈, 혈뇨 등), 고혈압의 치료, 결핵환자의 해열약

◇ 생약 이용법

- 구기자 가루를 1회 3~4g씩 하루 3번 복용한다.

- 구기자 150g, 율무씨 50g, 숙지황 유동 엑기스 200g, 산사자 유

동 엑기스 12g, 사탕 480g으로 만든 <u>구기자고</u>는 신체허약, 동맥
경화증, 빈혈 등에 1회 10~20g씩 하루 3번 복용한다.

- 지골피 · 자라등딱지 · 지모 각각 10g, 은시호 8g, 진범 8g, 패모
  6g, 당귀 10g을 섞어 오후에 미열이 나는 데 쓴다. 달여서 하루
  3번에 나누어 복용한다.

- 지골피 15g, 상백피 15g, 감초 8g을 섞은 <u>사백산</u>은 폐열로 기침이
  나고 숨이 차는 증세에 쓴다. 달여서 하루에 3번 나누어 복용한다.

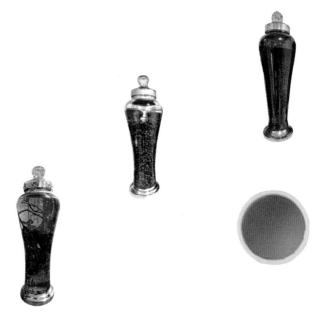

피로회복, 감기, 강장, 피부미용,
식욕증진, 불면증에 효과적인 명주

귤술

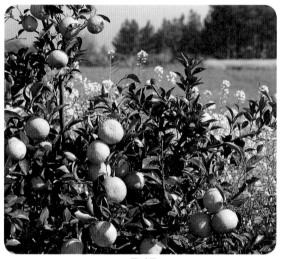

귤나무

귤나무는 상록과수로 우리나라에서는 제주도에서 많이 재배된다.
높이는 2~4m 정도 자란다. 잎은 호생으로 타원형이며, 가장자리
에 톱니가 있고 끝이 뾰족하며 향기가 있다. 꽃은 백색으로 5판화
이다. 과실은 익으면 황금색, 노란색을 띠며, 맛은 시고 달콤하다.
열매의 껍질(진피)은 약재로 쓰인다. 술을 담글 때는 잘 익은 것

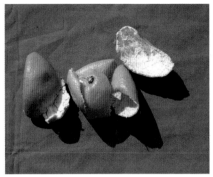
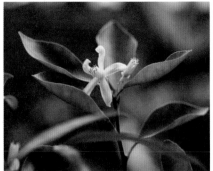

귤나무 껍질   귤나무 꽃

을 사용하되, 하우스에서 재배한 것보다는 노지에서 재배한 것을
구입하는 것이 좋다. 담그는 시기는 귤의 성수기인 가을에서 겨울
사이가 적절하다.

◇ 약술의 효능

귤의 단 성분은 간을 윤택하게 하고, 신 성분은 담을 모이게 하
므로 피로회복, 감기, 강장, 피부미용, 식욕증진, 불면증에 효과가
있다. 그밖에 현기증, 구토, 위염, 소화불량에도 효과를 볼 수 있다.
귤은 비타민 C와 신맛의 구연산, 단맛의 과당이 풍부하다.

◇ 채취 시기와 이용 부위

약재로 이용시에는 여름에 덜 익은 귤나무의 열매(선열매)를
따거나 가을에 다 익은 열매를 따서 껍질을 벗겨 햇볕에 말린다.

◇ 만드는 법

깨끗이 씻어 물기를 잘 닦은 귤 5개는 껍질째 두 쪽이나 네 쪽으

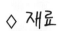

◇ 재료

귤 10개, 소주 1800ml

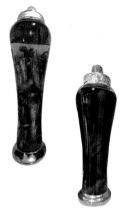

로 자르고, 나머지 5개는 껍질을 벗겨 둥글게 두 쪽으로 잘라 용기에 넣고 소주를 붓는다. 완전히 익을 때까지는 약 2개월이 걸리는데 1개월쯤 지나 뚜껑을 열어 보고 향과 쓴맛이 지나치면 껍질이 있는 귤은 건져내어 즙을 짠 후 술에 넣어준다.

다시 2개월쯤 지나면 색깔은 엷은 레몬색이나 호박색을 띠는 향기와 산미가 아주 적당한 약술이 된다. 오래 보존하고자 할 때는 찌꺼기를 체나 여과지로 걸러내어 주둥이가 좁은 병에 옮겨 서늘한 곳에 보관한다.

◇ 복용법

정해진 용량은 없지만 너무 많이 마시지 말아야 한다. 귤주는 달고 새콤한 맛이지만 기호에 따라 감미료를 가감하는 것도 좋다.

주의

농약도 문제가 되지만 상품성을 좋게 하기 위해 껍질에 왁스를 뿌리는 경우가 많으므로 과실용 합성세재로 충분히 씻어 왁스와 농약이 남아 있지 않게 한다.

귤나무의 한방 이용법

●

익은 열매의 껍질을 말린 것은 진피(陳皮), 귤나무 잎은 귤엽(橘葉), 선 열매의 껍질을 말린 것은 청피(青皮), 씨를 말린 것은 귤핵(橘核)이라고 한다.

◇ 약성

진피(귤껍질)·귤홍·귤 : 맛은 맵고 쓰며 성질은 따뜻하다.

귤엽(귤잎): 맛은 맵고 쓰며 성질은 평(平)하다.

귤핵(말린귤씨): 맛은 쓰고 성질은 평(平)하다.

청피(선귤껍질) : 맛은 맵고 달며 성질은 조금 따뜻하다.

◇ 생약의 효능

이기통락(理氣通絡), 건비, 조습, 화담, 조중, 소화촉진, 이뇨

◇ 생약 이용법

● 청피(선귤껍질)를 볶아 가루를 만들어 술에 타 복용하면 산모의 젖이 돌처럼 부어 단단해지고 감각이 없을 때 효과가 좋다.

● 진피(귤껍질) 8g, 반하 15g, 적복령 8g, 감초 4g, 생강 6g을 섞은 이진탕은 가래가 있어 기침이 나고 가슴이 답답하며 메스

껍거나 토하고 어지러우며 가슴이 두근거리는 데 쓴다. 달여서
하루에 3번 나누어 복용한다.

- 진피(귤껍질) 5.3g, 창출 7.5g, 후박 3.8g, 감초 2.3g, 생강 3g,
  대추 2g를 섞어 만든 평위산은 입맛이 없고 소화가 안 되어 배
  가 불어나고 그득하며 메스껍고 토하며 또는 트림이 나고 신물
  이 올라오며 설사하는 데, 급성 위염을 앓고 나서 입맛이 없는
  데, 만성 위염 등에 쓴다.
- 청피(선귤껍질), 산사자, 약누룩, 맥아를 같은 양을 섞어 가루
  내어 음식이 소화되지 않고 배가 부르고 아픈 데, 식체에 쓴다.
  1회에 4∼5g씩 하루 3번 복용한다.
- 귤핵(말린귤씨)은 산증(疝症)에 쓰고 귤핵은 화농성 유선염 ·
  유옹 · 요통에 쓰는데, 귤핵은 하루 3∼9g, 귤엽(귤나무 잎)은
  하루 6∼15g 쓴다.

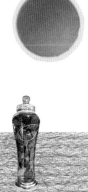

발기부전, 불임증, 신경쇠약과
병후의 쇠약, 허약체질 등에 매우 효과적인

녹용술

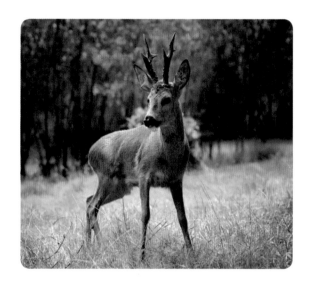

사슴의 뿔은 늦봄에 저절로 떨어지는데, 곧 그 자리에 새로운 뿔
이 자란다. 이때부터 자라는 뿔을 녹용이라고 하는데 부드러운 털
로 덮여 있다. 녹용은 따뜻하고 혈관이 많이 들어 있으며 칼슘이
풍부하다. 또 8월경부터 가을에 걸쳐 내부에 칼슘이 생겨 골질의
뿔로 변한다.

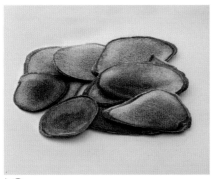
녹용

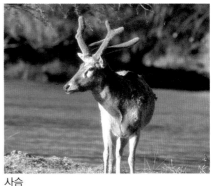
사슴

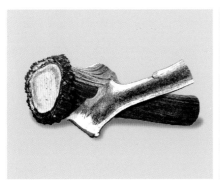
녹각

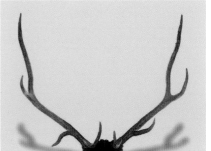
녹각

◇ 약술의 효능

보정강장약(補精強壯藥)으로 쓴다. 강장·강정 효과가 높다는 평가를 받고 있다. 심장의 박동수를 늘리고, 심박출량(心搏出量)을 증가시키는 강심 효과와 발육·성장을 촉진시키는 작용을 한다. 증혈작용, 생식기능을 흥분시키는 작용이 있기 때문에 발기부전이나 불임증에도 쓰인다. 신경쇠약과 병후의 쇠약, 허약체질 등 일반적인 쇠약에도 강장의 효과를 발휘한다.

◇ 채취 시기와 이용 부위

초여름에 사슴의 뿔이 골조직으로 넘어가기 전에 말랑말랑한 뿔을 채취한다. 녹용을 잘라 곧바로 거꾸로 세워 피가 흐르지 않도록 하면서 90℃의 물에 데쳐낸다. 이것을 건조실에서 거꾸로 세워 60~70℃의 온도에서 말린다.

◇ 재료

녹용 20g, 소주 1000ml, 설탕 100g, 과당 50g

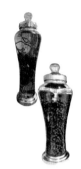

◇ 만드는 법

얇게 썬 녹용을 용기에 넣고 30도짜리 소주를 붓는다. 그 다음 공기가 통하지 않도록 밀봉하여 시원한 곳에 보관하면 된다. 침전을 막기 위해 매일 용기를 가볍게 흔들어준다. 10일 후 마개를 열어 설탕과 과당을 넣고 충분하게 녹인 후에 또다시 밀봉하여 시원한 곳에 보관한다. 2개월 이상이 지난 후에 마개를 열어서 천이나 여과지로 술을 걸러주면 갈색의 독특한 향기를 지닌 약술이 완성된다.

◇ 복용법

1회 20㎖를 매일 2회 아침 저녁 식사하기 전에 마신다.

녹용의 한방 이용법

●

소록 사슴과 동물(백두산사슴, 말사슴)의 수컷의 굳지 않은 새 뿔을 잘라 말린 것이다.

◇ 약성
맛은 달고 짜며 성질은 따뜻하다.

◇ 생약의 효능
● 신체허약, 신양허로 인한 어지럼증, 이명, 청력약화, 허리와 다리가 시리고 맥이 없을 때, 빈뇨, 유뇨증, 음위증, 유정 등에 쓴다. 그리고 어린이의 발육이 나쁘고 늦도록 걷지 못하며 치아가 나지 않을 때, 월경과다, 자궁출혈, 이슬, 신경쇠약, 콩팥염, 심근쇠약, 피로, 저혈압, 근무력증, 뇌빈혈, 진구성궤양 등에 사용한다.

◇ 생약 이용법
● 녹용 4g, 인삼 6g, 황기 4g, 오미자 6g, 당귀 4g, 숙지황 4g, 육종용 8g, 두충 8g, 백출 6g, 부자(법제한 것) 6g, 육계 6g, 백작약 6g, 석곡 6g, 반하 6g, 복령 4g, 감초 2g, 생강 6g, 대조 6g을

섞은 <u>녹용대보탕</u>(鹿茸大補湯)은 몸이 허약하고 기운이 없을 때 쓴다. 달여서 하루에 3번 나누어 복용한다.

- 녹용 43, 숙지황 55, 박하 기름 0.32, 알코올 265, 봉밀 268 로 만든 <u>녹용보약</u>(鹿茸補藥)(녹용토니쿰)도 녹용 주치증에 보약으로 쓴다. 한 번에 5~10ml씩 하루 3번 복용한다. 용량은 하루 3~6g이다.

- 고혈압, 동맥경화, 협심증, 심장의 기질적 변화가 있을 때, 혈액 응고성이 높아진 경우, 중증의 콩팥염 등에는 쓰지 않는다. 또, 녹용을 먹을 때 강심작용이 곧 나타나는 것이 아니므로 급성 순환기 장애에는 쓰지 않는다.

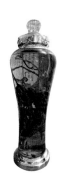
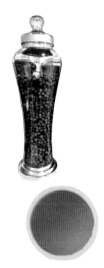

피로회복, 강정, 강장, 보혈, 불면증,
건위, 정장에 뛰어난 효과가 있는
다래술

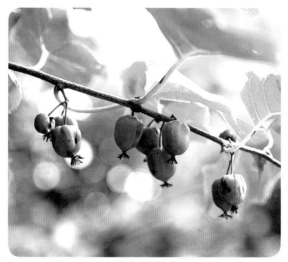

다래나무 열매

　다래나무과인 다래나무는 덩굴성 갈잎떨기나무인데 산지 숲에서 5~7m정도 자란다. 잎은 어긋나고 넓은 타원형이며 가장자리에 톱니가 있다. 꽃은 암수딴그루로 5~6월에 흰색으로 피고 잎겨드랑이에 모여 취산화서를 이룬다. 열매는 장과이고 달걀 모양이며 9~10월에 황록색으로 익는다.

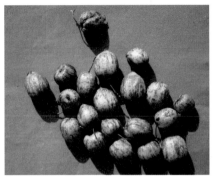
채취한 다래나무 열매

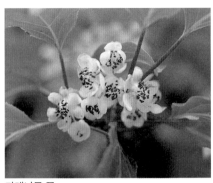
다래나무 꽃

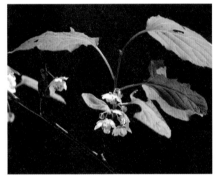
다래나무

다래의 맛은 새콤달콤하며 맛은 키위와 같다. 그래서 키위를 양다래라고 부르기도 한다. 다래를 구하기 어려우면 다래 대신 키위를 사용해도 좋다.

◇ 약술의 효능

자양강장, 미용, 피로회복 등에도 효과가 있다. 병후의 기력회복, 식욕증진, 진통에 좋고 특히 심한 갈증을 그치게 한다. 또 담석을 억제하고 방광에 결석이 막혀서 나타나는 열을 내려준다.

◇ 채취 시기와 이용 부위

가을에 다래나무의 열매가 익으면 채취하여 햇볕에 말린다.

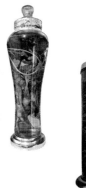

◇ 재료

다래 400g, 소주 1800ml, 얼음과 설탕 5~20g

◇ 만드는 법

다래를 깨끗이 씻은 후에 물기를 완전히 제거한다. 다래를 용기에 넣고 소주를 부은 다음 얼음과 설탕을 넣는다. 공기가 통하지 않게 뚜껑을 밀봉하여 시원한 곳에 6개월 이상 보관하여 숙성시킨다. 이런 과정을 거치면 황금색을 띤 호박색의 새콤하고 달착지근한 약술이 완성된다. 오래 숙성시킬수록 맛은 더욱 좋아진다.

◇ 복용법

용량은 제한이 없지만 너무 많이 마시지 않도록 한다.

주의

다래를 많이 먹으면 비 · 위가 냉해져 설사가 나기 때문에 주의해야 한다.

다래나무의 한방 이용법

●

열매를 말린 것을 미후도 또는 미후리라 하고, 충영(나무벌레의 혹)을 목천료(木天蓼)라고 한다.

◇ 약성

맛은 달고 시며 성질은 차갑다.

◇ 생약의 효능

열매 : 지갈(止渴), 해번열(解煩熱)

● 석림, 요통의 치료

잎 : 건위, 청열, 최유, 이습

● 소화불량, 구토, 복사, 황달, 류머티즘관절통의 치료

뿌리 : 이뇨, 통경(通經)의 치료

수액 : 신장병의 치료

충영(벌레혹) : 수족냉증, 요통, 류머티즘, 신경통, 중풍의 치료

◇ 생약 이용법

● 위장병이나 소화불량에는 봄에 채취한 새순을 그늘에 말린 후 1회

8g 정도 달여 하루에 3번으로 나누어 식사 30분 전에 복용한다.

- 당뇨에는 가을에 채취한 줄기를 달여 복용한다.
- 신경통, 요통, 중풍에는 말린 충영을 가루내어 1회 3~5g 복용한다.
- 열매를 소주에 담가 다래술을 만들어 마시면 강장 효과가 있다.
- 가지를 꺾을 때 나오는 수액을 모아 마시면 위장을 튼튼하게 한다.

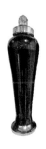
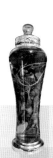
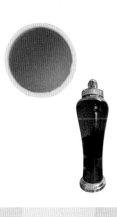

피로회복, 산후회복, 진정, 보혈,
각종 부인병, 식욕증진에 뛰어난 약술인

당귀술

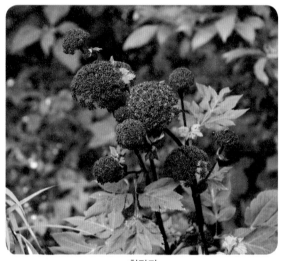

참당귀

당귀는 미나리과의 다년초로서 참당귀와 왜당귀가 있는데 참당귀는 산속 습윤한 계곡에 자생되는 2~3년생 초본이다. 키는 1~2m 정도로 곧게 자라는데 줄기 전체에 자줏빛이 돌며 뿌리는 굵고 강한 향기가 있다.

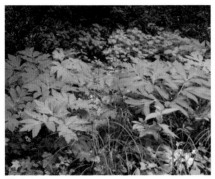
참당귀 잎

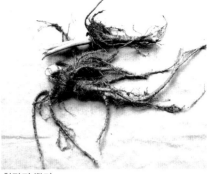
참당귀 뿌리

◇ 약술의 효능

여성을 위한 약초라고 할 만큼 각종 부인병에 효과적이다. 자궁의 기능을 조절하는 일을 하기 때문에 부인약으로 많이 사용되고 있다. 정유에는 진정·진통 효과가 있어 동계, 불면, 정신불안에도 쓰인다.

◇ 채취 시기와 이용 부위

가을 또는 봄에 줄기가 나오지 않은 참당귀의 뿌리를 캐어 잎을 제거하고 햇볕에 말린다.

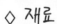

◇ 재료

당귀 150g, 소주 1000ml, 설탕 100g, 과당 50g, 미림 25ml

◇ 만드는 법

당귀를 잘게 썰어 용기에 넣고 20도짜리 소주를 붓고 공기가 통하지 않게 밀봉하여 시원한 곳에 보관하면 된다. 침전을 막기 위해 처음 5일 동안은 매일 1회 이상 가볍게 술을 흔들어준다.

10일 후에 뚜껑을 열어 천으로 술을 거른다. 거른 술을 용기에 다시 넣고 설탕, 과당, 미림을 넣어 충분하게 녹인다. 여기에 생약 찌꺼기 1/10을 다시 넣은 다음 밀봉하여 시원한 곳에 보관한다.

1개월이 지나면 뚜껑을 열어 전체를 천이나 여과지로 거르면 명주가 탄생한다. 완성된 술은 짙은 갈색이 나는 매운 듯하면서 달착지근한 맛에 향기가 우아하다.

◇ 복용법

1회 20ml씩 매일 2회, 아침과 저녁으로 식사 전이나 또는 식사 사이에 마시면 된다. 그대로 마시는 것도 좋지만 기호에 따라 감미를 하거나 향이 없는 술과 칵테일을 해서 마시면 좋다.

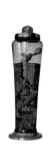
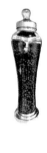

참당귀의 한방 이용법

●

생약명을 당귀(當歸) 또는 대근(大芹)이라고 하는데, 뿌리를 말린 것이다.

◇ 약성

맛은 쓰고 달며 성질은 따뜻하다.

◇ 생약의 효능

거풍, 화혈, 보혈, 산어, 조경, 진정, 진통

● 관절통, 신체허약증, 두통, 현훈, 월경불순, 복통, 변비, 타박손상, 염좌의 치료

◇ 생약 이용법

● 말린 약재를 1회 2~4g씩 달이거나 가루내어 복용한다.

● 당귀 · 궁궁이 · 숙지황 · 작약 각각 9g을 섞은 사물탕은 혈허증과 어혈로 인한 월경불순에 쓴다. 달여서 하루 3번에 나누어 복용한다.

● 당귀 8g, 황기 16g, 생지황 8g, 숙지황 8g, 깽깽이풀 5g, 황경피 5g, 황금 5g을 섞어 만든 당귀륙황탕은 식은땀이 나는 데 쓴다.

달여서 하루 3번에 나누어 복용한다.

- 당귀 8g, 황기 20g을 섞은 <u>당귀보혈탕</u>은 혈허증에 쓴다. 달여서 하루 3번에 나누어 복용한다.

- 당귀 12g, 계지 8g, 백작약 12g, 감초 4g, 생강 8g, 대추 8g을 섞은 <u>당귀건중탕</u>은 혈허복통과 산후복통에 쓴다. 달여서 하루 3번에 나누어 복용한다.

- 당귀 2.8, 궁궁이 5.6, 복령 2.8, 백출 2.8, 택사 5.6, 작약 7.4를 섞은 <u>당귀작약산</u>은 월경복통과 산후복통에 쓴다. 1회에 6~8g씩 하루 2~3번 복용한다.

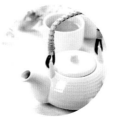

강장·강정, 위장 기능의 조정, 진정,
신경질, 초조감 해소, 불면증에 좋은
대추술

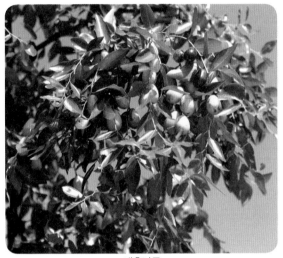
대추나무

대추나무는 갈매나무과에 속하는 활엽교목이다. 높이 5m 정도
자라는데 잎은 달걀 모양이며 6월에 황록색의 꽃이 핀다. 구형 또
는 타원형의 대추열매가 9월에 적색으로 익으며 단단한 씨가 들
어 있다. 대조는 대추의 한방명이다.

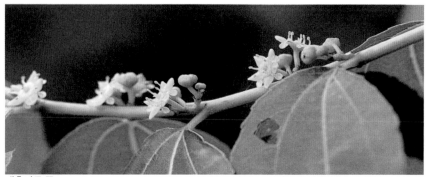
대추나무 꽃

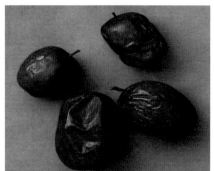
대추나무 열매

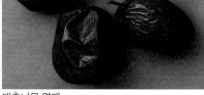
대조(약재)

◇ 약술의 효능

위장 기능을 조절하고 견인통을 억제하며, 자양강정에 효과가 있다. 그리고 기를 안정시킨다. 자양이 풍부하여 보정(補精)·보양의 효과가 뚜렷하다.

갈증을 없애주며 식욕증진에도 효과가 좋다. 대추는 요긴한 식품이면서도 중요한 한방의 생약 중 하나다. 강장·강정 효과가 있고 쇠약한 내장을 회복시키며 이뇨 효과도 있다고 한다.

◇ 채취 시기와 이용 부위

가을에 대추나무의 익은 열매를 따서 햇볕에 말린다.

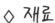

◇ 재료

대조(대추) 150g, 소주 1000ml, 설탕 100g, 과당 50g

◇ 만드는 법

잘 건조시킨 대추를 잘게 썰어 용기에 담은 후에 20도짜리 소주를 붓는다. 그 다음 뚜껑을 덮고 공기가 통하지 않도록 밀봉하여 시원한 곳에 보관하면 된다. 이때 5일 동안은 침전을 막아주기 위해서 매일 1회 이상 용기를 가볍게 흔들어준다.

7일이 지나면 뚜껑을 열고 술을 천으로 거른다. 걸러낸 술은 용기에 다시 부어 설탕과 과당을 넣어 충분하게 녹인 다음 생약 찌꺼기 1/10 정도를 다시 넣고 밀봉하여 보관한다.

1개월이 지난 후 마개를 열고 윗부분의 맑은 술을 가볍게 따라내고, 남은 찌꺼기는 천이나 여과지로 걸러낸 다음 버리고 걸러낸 술만 앞의 술과 합친다. 완성된 술은 적갈색의 달콤하고 순한 맛이 난다.

◇ 복용법

1회 30㎖, 매일 2~3회, 식전에 마신다.

대추나무의 한방 이용법

●

생약명은 대조(大棗)라고 하며 익은 열매를 말린 것이다.

◇ 약성

맛은 달고 성질은 따뜻하다.

◇ 생약의 효능

완화, 강장, 이뇨, 진경, 진정, 보비, 화위(和胃), 익기, 해독, 항종양 및 항알레르기

- 위허 식욕부진, 비약연변(脾弱軟便), 이질, 복통, 타액부족, 혈행불화, 부인히스테리, 건해, 불면증, 신경과민의 치료

◇ 생약 이용법

- 대추 7g, 부소맥 150g, 구감초 33g을 섞은 감맥대조탕은 장조증에 쓴다. 달여서 하루에 3번 나누어 복용한다.
- 대추 10g, 팥꽃나무 꽃 · 감수 · 버들을 각각 같은 양을 섞은 십조탕은 삼출성 녹막염, 복수(腹水), 흉수(胸水)에 쓴다. 대추를 빼고 나머지 약을 가루내어 1회에 2~4g을 대추 달인 물로 복용해도 된다. 하루 1회 복용한다.
- 씨의 핵을 태운 가루를 경창의 환부에 문질러 바르면 좋다.

기침과 가래를 삭히는 등,
호흡기 질환과 폐를 맑게 하는 데 효능이 있는

도라지술

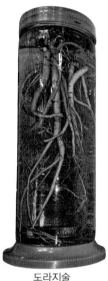

도라지술

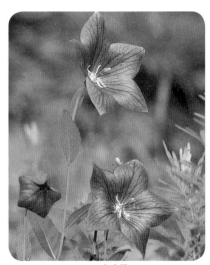

도라지 꽃

도라지는 초롱과의 숙근초로 산과 들에 자생한다. 최근에는 밭
에서 재배하기도 한다. 뿌리는 굵고 인삼과 비슷한 데가 많다. 우
리나라에는 도라지 외에 백도라지, 겹도라지, 한겹도라지 등이 자
라며 뿌리를 식용 및 거담제로 사용한다.

술을 담글 때는 뿌리를 사용하며, 말린 것도 무방하다.

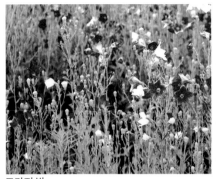
도라지 밭

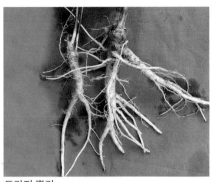
도라지 뿌리

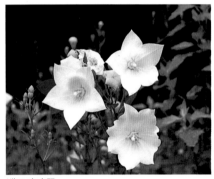
백도라지 꽃

　도라지는 대개 5년 이상 묵은 것이 약효가 좋으며, 한곳에서 오랫동안 재배하면 저절로 썩어 없어지기 때문에 4~5년에 한 번씩 다른 곳으로 옮겨서 심어야 오랫동안 견디는 습성을 가지고 있다.

◇ 약술의 효능

　코피가 날 때 도라지 뿌리를 가루로 만들어 1숟갈씩 매일 4회 먹으면 그친다. 또한 토혈이나 하혈에도 효과가 있다. 심한 기침에는 도라지 뿌리·건강·율무를 섞어 가루로 만들어 1돈씩 달여 마시면 그친다.

　주성분은 사포닌이며, 이눌린, 히트스테롤 등이 함유되어 있다.

◇ 채취 시기와 이용 부위

가을 또는 봄에 도라지의 뿌리를 캐어 물에 씻고 겉껍질을 벗겨 버리고 햇볕에 말린다.

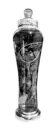

◇ 재료

도라지 뿌리 600g, 소주 1800ml

◇ 만드는 법

도라지를 뜨물에 깨끗이 씻어 물기를 빼고 3cm의 길이로 자른 후에 용기에 넣어 소주를 붓고 뚜껑을 밀봉한 다음 서늘한 곳에 보관하면 된다. 도라지 특유의 쌉쌀한 맛을 지닌 엷은 호박색의 약술이 완성된다. 약 3개월쯤 지나면 마실 수 있지만 도라지 맛을 내려면 6개월 이상 보관하는 것이 좋다.

◇ 복용법

도라지 특유의 쌉쌀한 맛이 식욕을 돋워주기 때문에 식전에 마시면 더욱 효능이 좋다. 기호에 맞추어 꿀, 설탕 등을 가미하여 마셔도 되지만 순수한 맛으로 즐기는 것이 더 좋다.

주의

도라지는 돼지고기와는 상극이므로 같이 먹지 않는다.

도라지의 한방 이용법

●

생약명은 길경(桔梗)이며, 뿌리를 말린 것이다.

◇ 약성

맛은 쓰고 매우며 성질은 평(平)하다.

◇ 생약의 효능

폐기선개(肺氣宣開), 거담, 배농

- 외감해수(外感咳嗽), 감기기침, 기관지염, 인후두염, 목이 쉰 데, 인후종통, 흉만협통(胸滿脇痛), 이질복통, 해수나 가래, 폐농양의 치료

◇ 생약 이용법

- 말린 약재를 1회 2~4g씩 달이거나 가루내어 복용한다.
- 길경 12g, 지실(탱자) 8g, 진피 8g, 반하 6g, 복령 6g, 감초 4g, 깽깽이풀 8g, 치자 6g을 섞어 담열로 기침이 나고 숨이 차는 증세에 쓴다. 달여서 하루 3번에 나누어 복용한다.
- 길경 12g, 감초 4g을 섞은 감길탕은 인후두염에 쓴다. 달여서 하루 3번에 나누어 복용한다.

- 인후두염, 편도염에 길경 12g, 금은화 10g, 연교(개나리 열매) 10g, 감초 4g을 섞어 쓴다. 하루 3번에 나누어 복용한다.
- 마황 12g, 길경 8g, 살구씨 12g, 형개수 8g, 감초 12g을 섞어 만든 오요탕은 풍한감기로 기침이 나고 숨이 차는 증세에 쓴다. 달여서 하루 3번에 나누어 복용한다.
- 옻독에는 도라지 생풀을 찧어 나온 즙액을 환부에 바른다.

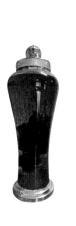
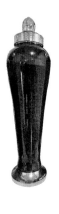

다리에 힘이 없을 때, 요통, 진정,
생식기능, 고혈압 예방에 효과적인
두충술

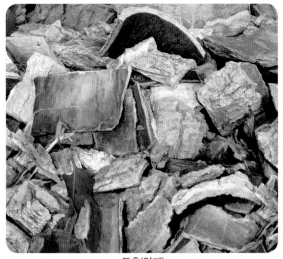

두충(약재)

두충나무를 다른 이름으로 '두중'이라고도 하는데, 매우 생소하
게 느껴지는 이름이다. 이 두중의 생약명이 바로 두충이다. 두충나
무 잎은 매우 흥미 있는 성분이 많아 식품으로서의 가치가 높다.

사중 · 사선 · 면화 · 옥사피 · 당두중 등의 별명이 많은데, 두충을
먹고 도를 얻었기에 사선이라 했고, 껍질에서 하얀 실이 나오므로

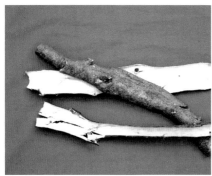

두충나무 껍질

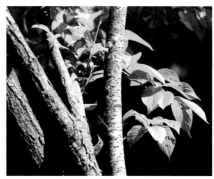

두충나무 수형

목면이라고 했다. 옛날에 두중이라는 사람이 허리가 아팠는데 이를 먹고 치료되었다고 하여 두중이라 불렸다고 한다.

◇ 약술의 효능

두충은 작용이 온화하여 오랫동안 복용해도 부작용이 없다. 보익력과 혈압 강하, 진정, 진통작용이 있다. 다리에 힘이 없고 현기증, 빈뇨, 발기부전 경향이 있으며, 허리가 아픈 사람에게 잘 듣는다. 여성에게는 임신 중의 요통, 출혈, 유산 방지에 사용된다.

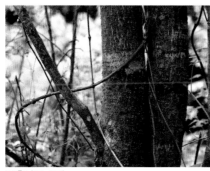

두충나무 수피

◇ 채취 시기와 이용 부위

봄부터 여름에 두충나무의 줄기껍질을 벗겨내어 겉껍질을 긁어 버리고 햇볕에 말린다.

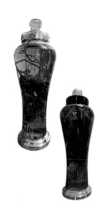

◇ 만드는 법

잘게 썬 두충을 용기에 넣은 다음에 20도짜리 소주를 붓는다. 이때 공기가 통하지 않도록 뚜껑을 밀봉하여 시원한 곳에 보관하면 된다. 5일 동안 침전을 막아주기 위해 매일 1회 이상 용기를 가볍게 흔들어준다.

10일 후에 마개를 열어 술을 천으로 거른 후 용기에 다시 담은 후에 설탕을 넣어 충분히 녹인다. 여기에다가 생약 찌꺼기 1/10을 다시 용기에 넣어 시원한 곳에 보관한다. 1개월 후 마개를 열어 술을 천이나 여과지로 거른다. 그러면 짙은 적갈색의 아름다운 색깔과 특이한 향기를 지닌 약술이 완성된다.

◇ 복용법

1회 20ml, 매일 3회, 식사 사이에 마신다.

두충나무의 한방 이용법

●

생약명은 두충(杜沖)이며, 줄기의 껍질을 말린 것이다.

◇ 약성

맛은 달고 성질은 따뜻하다.

◇ 생약의 효능

보간, 보신(補腎), 강근골, 항염증, 진통, 이뇨

- 요배산통(腰背酸痛), 슬마비, 신경통, 근무력증, 근무력증, 잔뇨, 음하습양, 조유산, 임산부의 자궁출혈, 고혈압의 치료

◇ 생약 이용법

- 말린 약재를 1회 10g을 달여 하루에 3번 나누어 복용한다.
- 두충 · 속단을 같은 양을 섞어 만든 <u>두충환</u>은 요통, 태동불안에 쓴다. 1회에 5~6g씩 하루 3번 복용한다.
- 두충 15g, 파고지 15g, 호두 3g을 섞어 만든 <u>청아환</u>은 신허로 오는 요통, 임산부의 허리 또는 배가 아픈 데 쓴다. 1회에 8~10g씩 하루 3번 복용한다.
- 두충 · 속단 · 구기자 · 새삼 씨를 같은 양을 섞어 알약을 만들어 신허요통, 다리에 맥이 없는 데 등에 쓴다. 1회에 5~6씩 하루에 3번 나누어 복용한다.

눈병, 지사제, 불면증, 여름에 더위 먹은 데,
냉증이 심하거나 피로할 때는

산초술

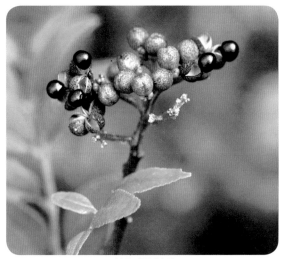

산초나무 열매

경상도 지방에서 추어탕을 먹을 때 반드시 사용하는 독특한 미향의 산초나무는 전국 산야에서 자생하는 운향과 갈잎 떨기나무이다. 높이가 3~5m 정도이며, 가지는 옆으로 퍼진다. 꽃은 엷은 황록색이며, 열매는 5mm 정도로 작고, 10월엔 홍색으로 익는다. 초피나무, 남초, 분디나무, 조피, 촉피, 상초나무, 견피나무, 천피

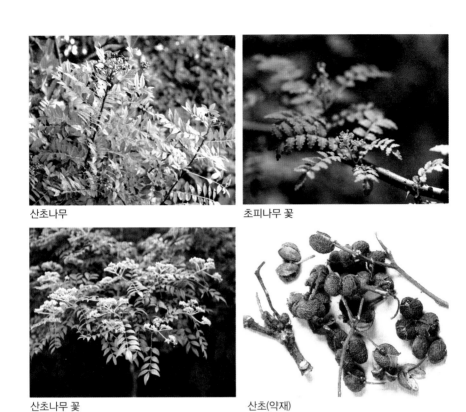

산초나무

초피나무 꽃

산초나무 꽃

산초(약재)

라는 이름으로 불린다.

◇ 약술의 효능

산초 열매를 하루 세 알씩 먹으면 눈병과 눈의 피로를 막고, 눈을 밝게 한다. 냉증이 심하거나 피로하기 쉬운 체질에 산초의 부드러운 생잎을 물에 씻어 잘게 썰어 간장에 졸여서 먹으면, 오래 두어도 상하지 않고 또 풍미도 있어 입맛을 돋워준다.

티토로네로올을 주성분으로 하는 산초류와 산쇨이란 매운 성분의 지펜튼, 페란드렌, 게라니올 등의 방향 정유를 풍부하게 함유하고 있어 방향성 건위약으로 많이 쓰인다.

◇ 채취 시기와 이용 부위

초가을에 익기 시작하는 산초나무나 초피나무의 열매를 따서 그늘에서 말린다. 다 마른 다음에 씨는 갈라내고 열매껍질만 쓴다. (생약 이용시)

◇ 재료

산초의 가지, 잎, 꽃, 열매 적당량, 소주 준비한 재료의 3배

◇ 만드는 법

잔가지는 3cm 정도로 자르고, 두꺼운 가지는 껍질을 벗겨서 껍질을 잘게 썬다.(두꺼운 가지가 약효가 더 좋다) 꽃과 잎은 살짝 물에 헹구어 물기를 없애고, 열매는 그대로 사용한다.

재료를 용기에 넣고 그 양의 3배 정도의 소주를 부어 밀봉한 다음 시원한 곳에 보관하면 된다. 3개월 정도가 지나면 특유의 향내가 강한 호박색의 약술이 완성된다. 알맹이는 그대로 두고 사용하는 것이 좋다.

◇ 복용법

일반적인 복용법에 준하여 복용하면 된다.

주의

산초알맹이를 그냥 사용하면 매운맛이 강하므로 쪼개서 담그는 것이 좋다.

초피나무의 한방 이용법

●

생약명은 산초(山椒)이며, 열매껍질을 말린 것이다.

◇ 약성
맛은 맵고 성질은 따뜻하며 독성이 조금 있다.

◇ 생약의 효능
건위, 전장, 온중, 산한, 제습, 지통, 살충, 해독
- 소화불량, 식체, 위하수, 위확장, 구토, 설사, 이질, 기침, 산통(疝痛), 치통, 회충증, 음부소양증, 유선염, 종기, 타박상, 창개의 치료

◇ 생약 이용법
- 말린 약재를 1회 0.7~2g씩 달이거나 가루내어 복용한다. 하루 2~5g 쓴다.
- 초피나무열매 4g, 건강(마른생강) 6g, 인삼 12g, 엿 40g을 섞어 만든 대건중탕은 배가 차고 아프며 토하는 데 쓴다. 달여서 하루 3번에 나누어 복용한다.
- 초피나무열매 5g, 매실 10g, 백작약꽃 10g, 사군자 12g, 뇌환 20g을 섞어 회충증에 쓴다. 가루내어 1회에 8~10g씩 하루 3번 복용한다.
- 초피나무열매 4g, 말벌둥지 4g, 총백(파흰밑) 3개, 소금 4g을 섞어 만든 초염산은 우식증으로 이가 쑤시는 데 쓴다. 초염산 달인 물로 양치질을 한다.
- 치질에는 약재 달인 물로 환부를 씻어낸다.
- 유선염이나 종기 등에는 열매 가루를 밀가루와 함께 식초로 반죽하여 헝겊에 펴서 바른 후 환부에 붙인다.

천식, 감기, 폐렴, 거담을 비롯해
신장염, 류머티즘에 효과가 큰 명주인

선인장술

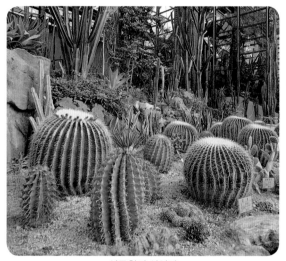

식물원의 선인장

　선인장은 다년생초본으로 종류가 아주 많고, 대소의 차이가 심
하며, 잎은 완전히 퇴화되어 침같이 된 것과 또 훌륭한 육질의 잎
을 가진 것 등이 있다. 꽃 색깔은 노란색 · 붉은색 · 흰색 등이고, 꽃
이 진 뒤에는 도란형의 붉은 열매가 맺는데, 익으면 먹을 수가 있
다. 가시가 없는 선인장은 식용으로 사용된다.

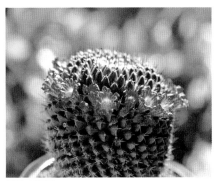
옥용 선인장

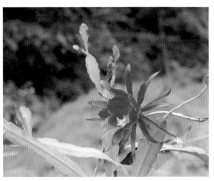
게발 선인장

　선인장의 약효는 일반적으로 잘 알려져 있지 않지만 오랫동안 민간요법으로 널리 사용되고 있다.

◇ 약술의 효능

　늑막염에 뛰어난 효과를 보이며, 화상에 선인장 생즙을 바르면 흉터가 생기지 않는다고 한다.

　선인장은 어린아이의 백일해에 신기할 정도로 효과가 있는데, 선인장 즙을 식후에 반잔씩 복용하면 대개 3~4일이면 완쾌된다. 선인장 즙을 류머티즘의 환부, 수종 등에 바르면 통증이 멈추므로 지통제로서의 효과가 크다.

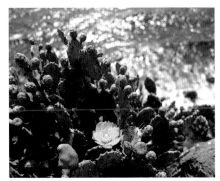
부채 선인장

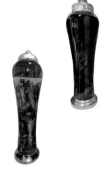

◇ 재료
선인장 적당량, 소주는 준비한 재료의 3배

◇ 만드는 법
선인장을 2cm 정도로 잘라 용기에 넣고 그 양의 3배 정도의 소주를 부어 밀봉한 다음 시원한 곳에 보관하면 된다. 약 1개월쯤 지나면 술이 익는데, 엷은 호박색에 약간 쌀쌀한 맛을 내며 풀잎 향이 난다. 알맹이는 건져 체에 받쳐내고, 술은 주둥이가 좁은 병으로 옮긴다. 선인장은 수시로 구할 수 있는 재료이기 때문에 연중 아무 때나 담글 수가 있다.

◇ 복용법
기호에 따라 감미료를 첨가할 수도 있고, 향이 짙은 다른 과실주와 칵테일해도 좋다. 선인장술은 대개 맛보다 약효로 마신다.

선인장술을 담글 때는 가시가 없는 선인장을 골라서 사용하면 된다.

안색불량, 빈혈, 수족냉증,
피부에 광택이 없고 눈이 침침할 때 효과적인

숙지황술

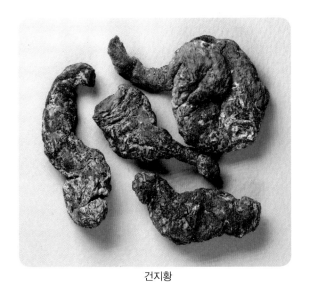

건지황

　지황은 현삼과에 딸린 여러해살이 약용 식물로 재배하며 키 30cm
정도 자란다. 꽃은 6~7월에 연홍색 종 모양으로 피고 줄기 끝에 총
상화서로 달린다. 열매는 긴 타원형이다. 뿌리를 한방에서 약재로
쓰는데, 날것을 생지황, 말린 것을 건지황이라고 하며, 술 등에 넣
고 쪄서 말린 것이 숙지황이라고 한다. 숙지황 중 특히 술에 담갔

다가 쩌서 말리기를
9번 되풀이하여 만든
것은 '구지황'이라고
하는데 약효를 으뜸
으로 친다.

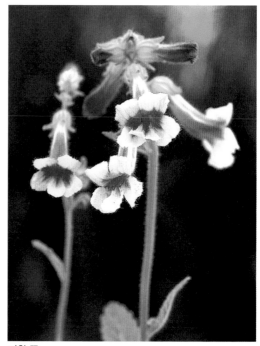

◇ 약술의 효능

지황에는 보혈작용
과 함께 지혈 효과가
있다. 또 쇠약해진 심
장에 대한 강심작용
이 뚜렷하기 때문에
빈혈, 증혈(增血), 정

지황 꽃

혈(精血)에 적당하여 한방에서도 많이 사용한다.

사물탕의 주요 약재이며 각종 만성병 중 몸이 허약하여 나타나는
내열, 인후가 건조할 때, 갈증 등의 증상에 쓰인다. 사물탕은 여성
의 출산 후나 월경 등으로 인한 과다출혈, 허약, 어지럼증 등에 널
리 쓰인다. 예로부터 허담을 치료하는 데 효과가 있어 차로 달여서
마셨으며, 기침과 천식에 복령 · 반하 등과 배합하여 사용하였다.

성분은 시토스테린, 칼로틴, 비타민 A, 만니트, 과혈당 억제 물
질 등이다. 숙지황은 온화한 약이므로 오랫동안 복용해도 부작용
이 없고, 허약한 사람에게 효과적이다.

◇ 채취 시기와 이용 부위

늦가을에 뿌리를 캐내어 잔뿌리와 잡질을 제거한 후 모래에 묻어 보관하거나(생지황), 햇볕에 말리거나(건지황), 술 등에 넣고 쪄서 말린다(숙지황).

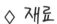

◇ 재료

숙지황 100g, 소주 1000ml, 설탕 50g, 과당 30g

◇ 만드는 법

숙지황을 가늘게 썰어 용기에 넣은 다음 25도짜리 소주를 붓고 밀봉하여 시원한 곳에 보관하면 된다. 침전을 막아주기 위해 5일 정도 매일 용기를 흔들어준다.

1주일이 지나면 천이나 여과지로 술을 거른 다음 찌꺼기는 버리고 술은 다시 용기에 붓는다. 그리고 설탕과 과당을 넣어 녹여서 시원한 곳에 보관한다. 2주일이 지나면 검은 색의 술이 완성되는데, 달콤한 맛이 일품이다. 와인을 약간 첨가하면 맛이 더욱 좋아진다.

◇ 복용법

1회 20ml, 매일 2회 식사 사이에 마신다.

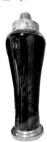
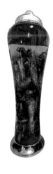

지황의 한방 이용법

●

생약명은 생지황(生地黃)이며, 뿌리를 말한다.

◇ 약성

생지황 : 맛은 달고 쓰며 성질은 차다.

건지황 : 맛은 달고 성질은 차다.

숙지황 : 맛은 달고 성질은 약간 온화하다.

◇ 생약의 효능

생진, 양혈(凉血), 지갈, 청열, 보혈, 자음(滋陰)

● 대열번갈, 반진, 변비, 설강(舌絳), 소갈, 온병상음(溫病傷陰), 신혼
  (神昏), 비출혈, 토혈, 해수출혈, 허로골증, 혈붕, 생리불순, 음허발
  열, 태동불안, 요슬위약, 유정, 음허혈소, 이농의 치료

◇ 생약 이용법

● 생지황 16g, 현삼 9g, 맥문동 9g을 섞어 진액 부족으로 오는 변비
  에 쓴다. 달여서 1/3씩 나누어 하루 3번 복용한다.

● 생지황 22g, 적작약 16g, 서각 8g, 목단피 8g을 섞어 만든 서각
  지황탕(犀角地黃湯)은 주로 비출혈, 토혈, 혈소판 감소성 자반병,

혈우병 등에 쓴다. 달여서 1/3씩 나누어 하루 3번 복용한다.

- 생지황 66g, 숙지황 · 천문동 · 오미자 · 과루인 · 당귀 · 천화분 각각 9g, 마자인 8g, 감초 4g을 섞어 소갈병(당뇨병)에 쓴다. 달여서 1/3씩 나누어 하루 3번 복용한다.

- 숙지황 30, 산약 15, 산수유 15, 택사 11, 목단피 11, 복령 11 을 섞어 만든 육미지황환(六味地黃丸)은 신음허증, 허약자, 만성 신장염, 폐결핵, 당뇨병, 신경쇠약 등에 쓴다. 1회 8~10g 씩 하루 3번 복용한다.

- 건지황 20g, 맥문동 12g, 양유근 10g 아교 9g, 은시호 10g을 섞어 골증열에 쓴다. 달여서 1/3씩 나누어 하루 3번 복용한다.

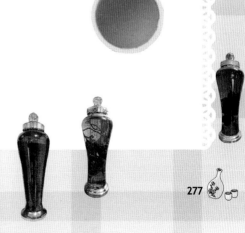

부인의 대하증, 설사, 코피가 멎지 않을 때
지혈, 이뇨, 진정 등에 효과적인
쑥술

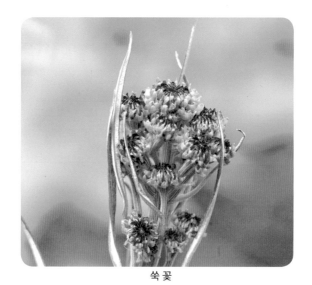

쑥 꽃

　우리나라 도처의 산야에서 자생하는 쑥은 국화과 여러해살이풀
이다. 잎의 바깥 면은 짙은 녹색을 띠고 있지만 안쪽에는 흰 털로
덮여 있다. 꽃은 7~9월에 연한 홍자색으로 피고 줄기 끝에 작은
꽃이 모여 달린다. 열매는 수과이고 10월에 익으며 어린 잎을 나
물로 먹는다. 바닷가나 섬에서 자생하는 쑥이 효과가 높은데 우리

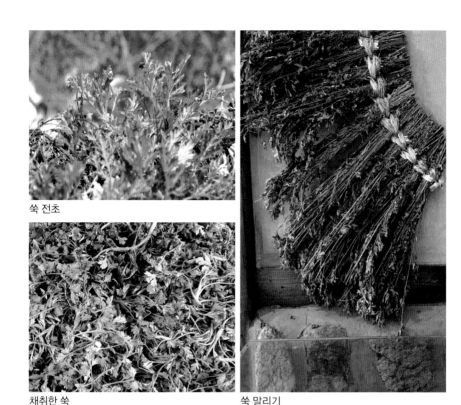

쑥 전초

채취한 쑥

쑥 말리기

나라에서는 강화도 쑥이 유명하다.

◇ 약술의 효능

쑥은 옛날부터 빈혈 증세가 있을 때 널리 사용되었다. 쑥은 속을 덥게 하고 냉을 없애며 습기를 없애준다. 산후에 하혈이 그치지 않을 때 마른 쑥 잎 반냥을 볶아서 잘 익힌 생강 반냥과 함께 진하게 달여 모두 마시면 효과가 있다.

코피가 그치지 않을 때는 쑥을 태운 재를 콧구멍에 넣어주면 효과를 볼 수 있다. 또 부인 대하증에는 쑥 잎 속에 달걀을 넣고 삶아 먹는다. 설사에는 쑥 한 줌, 생강 한 뿌리를 달여 마신다.

쑥에는 콜린, 아데닌, 시네올, 치네올, 세스키델펜 등의 성분이 들어 있으며 구충제로도 쓰인다.

◇ 채취 시기와 이용 부위

5~7월경에 쑥이나 약쑥, 산쑥, 황해쑥의 잎이 무성하고 꽃은 아직 피지 않았을 때 지상부를 베어 햇볕 또는 그늘에서 말린다.

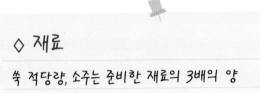

◇ 재료

쑥 적당량, 소주는 준비한 재료의 3배의 양

◇ 만드는 법

쑥 잎과 꽃을 가지채로 꺾어서 큼직큼직하게 썰어 잘 씻은 다음, 물기를 빼고 가제 주머니 속에 넣어 봉한다. 이 재료를 용기에 넣고 그 양의 3배 정도의 소주를 붓는다.

그 다음 밀봉하여 냉암소에 3개월 정도 보관하면 잘 익은 약술이 완성된다. 술의 빛깔은 푸른빛을 띤 호박색으로 변하는데, 갈색으로 변하면 쑥 주머니를 꺼내는 것이 좋다.

◇ 복용법

향내가 그윽하여 제 맛으로 마시는 것도 좋으며, 기호에 따라 감미하는 것도 괜찮다. 다른 과실주와 칵테일 할 때는 향이 짙지 않은 술을 사용하면 향기를 살릴 수 있어 좋다.

쑥의 한방 이용법

●

잎과 줄기를 말린 것을 애엽(艾葉)·애호(艾蒿), 열매를 말린 것을 애실(艾實)이라고 한다.

◇ 약성
약성 : 맛은 쓰고 매우며 성질은 따뜻하다.

◇ 생약의 효능
안태, 산한, 온경, 제습, 지양, 지통, 지혈

- 개선(疥癬), 대하, 만성 이질, 복부냉통, 복통, 붕루, 생리불순, 설사 전근, 옹양, 비출혈, 태동불안, 토혈, 하혈의 치료

◇ 생약 이용법
- 말린 약재를 1회 2~5g씩 달여서 복용한다.
- 약쑥잎 15g, 아교(갖풀) 15g, 궁궁이 15g, 당귀 15g, 감초 8g을 섞어 만든 교애궁귀탕은 임산부의 월경출혈 또는 유산 후의 월경 출혈에 쓴다. 달여서 하루 3번으로 나누어 복용한다.
- 약쑥잎 8g, 단삼 8g, 당귀 6g, 마황 6g, 인삼 6g, 아교(갖풀) 10g, 감초 4g, 생강 6g, 대추 4g을 섞어 태동불안에 쓴다. 달여서 하루 3번에 나누어 복용한다.
- 약쑥잎 8g, 당귀 9g, 향부자 8g을 섞어 월경불순, 복통에 쓴다. 달여서 하루 3번에 나누어서 복용한다.
- 옴이나 습진 등에는 생풀을 찧어 환부에 붙인다.
- 약쑥으로 뜸쑥을 만들어 침을 놓은 후에 뜸을 뜨는 데 쓴다.

강장보정, 건위정장, 손발냉증,
하퇴부가 저릴 때, 진통에 효과적인 명주
오가피술

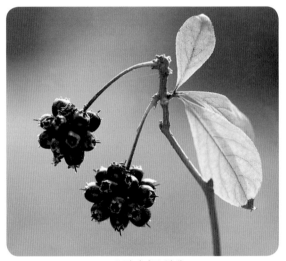

오갈피나무 열매

오갈피나무는 두릅나무과의 낙엽성 활엽관목으로 인삼과 같은
과에 속하는 식물인데, 우리나라를 비롯한 동양에서 오래 전부터
귀중한 한약재로 사용되어 왔다. 그 중에서도 특히 가시오가피는
국내외의 과학자들이 꾸준히 연구하여 탁월한 효능이 있음이 과학
적으로 입증되었다. 오갈피나무의 생약명은 오가피(伍加皮)이다.

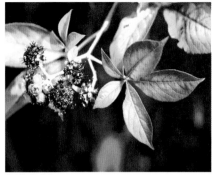
오갈피나무

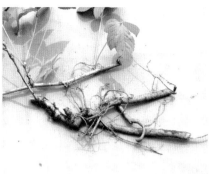
채취한 오갈피나무 뿌리

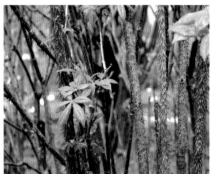
가시오갈피나무

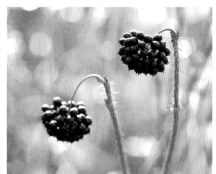
가시오갈피나무 열매

◇ 약술의 효능

오가피는 특히 하반신에 작용하여 허리와 다리의 나른함과 통증, 다리에 힘을 줄 수 없는 증상, 가벼운 수종에 효과적이다. 또 소아의 발육부진과 운동 능력의 불량에도 효과가 있다. 간장·신장을 보호하고, 늑골을 강하게 하는 작용을 한다.

◇ 채취 시기와 이용 부위

여름 또는 가을에 오갈피나무나 가시오갈피나무의 뿌리와 가지를 채취하여 껍질을 벗겨서 그대로 햇볕에 말린다.

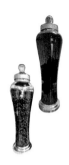

◇ 재료

오가피 150g, 소주 1000ml, 설탕 150g, 과당 50g

◇ 만드는 법

잘게 썬 오가피를 용기에 넣고 25도짜리 소주를 부은 다음 뚜껑을 밀봉하여 시원한 곳에 보관하면 된다. 10일 후에 마개를 열어 술을 천으로 걸러낸 다음 찌꺼기는 버리고, 걸러낸 술은 용기에 다시 담은 후에 설탕과 과당을 가미하여 충분하게 녹인다. 여기에다가 생약 찌꺼기 1/10을 술과 함께 용기에 넣고 밀봉하여 시원한 곳에 보관한다.

1개월 후에 개봉하여 천이나 여과지로 술을 걸러내면 된다. 완성된 술은 갈색의 독특한 향기를 지닌 약간 씁쓸한 맛이 난다.

◇ 복용법

1회 20㎖, 매일 2회 아침 저녁으로 식사 전이나 또는 그 사이에 마신다.

남오가피와 북오가피가 있는데, 북오가피는 독성이 있어서 쓰지 않는 것이 좋다.

오갈피나무의 한방 이용법

●

생약명은 오가피(伍加皮)이며, 뿌리 또는 나무껍질을 말린 것이다.

◇ 약성

맛은 맵고 쓰며 성질은 따뜻하다.

◇ 생약의 효능

강장, 거풍습, 장근골, 활혈, 진통, 거풍
- 풍습마비동통, 근골경련, 신경통, 요통, 관절류마티즘, 유뇨, 음위, 각기, 타박상, 옴, 종기의 치료

◇ 생약 이용법

- 말린 약재를 1회 2~4g씩 달이거나 가루내어 복용한다.
- 어린이의 소아마비 증세에 약재를 1회 6~8g씩 달여서 하루에 2~3회씩 1주일 정도 복용한다.
- 약재를 설탕과 함께 소주(35도, 10배량)에 담근 오가피술은 강정, 강장, 피로회복의 효과가 있다.

만성 바이러스성 간염과 약물성 간염,
기억력 감퇴, 주의력 감퇴에 좋은

오미자술

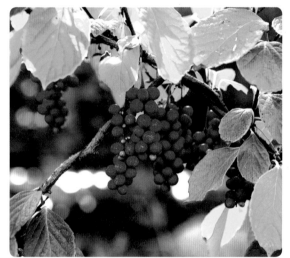

오미자나무

　오미자라는 이름은 단맛, 신맛, 매운맛, 짠맛, 쓴맛이 있다고 해서 붙어진 이름인데 특히 단맛과 신맛이 강하다. 오미자과에 속하는 낙엽활엽으로 덩굴지어 뻗어나간다. 잎은 달걀 모양이고 뒷면에 털이 있다. 열매는 이삭 모양으로 늘어져 붉은색을 띠지만 점차 어두운 갈색을 띠며, 팥과 같은 씨가 한두 개 들어 있어 다른

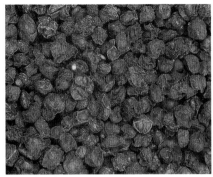
오미자(약재)

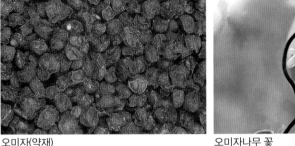
오미자나무 꽃

열매와 구분이 된다.

◇ 약술의 효능

중추신경계와 대뇌피질을 흥분시키므로 작업 능률이 높아진다. 자궁의 평활근을 흥분시키는 작용도 있으며, 수축을 강하게 한다. 이밖에 거담·진해작용도 있다.

최근 연구에서는 만성 바이러스성 간염과 약물성 간염에 효과가 있고, 트랜스 아밀라제 값을 떨어뜨리는 작용을 한다는 사실이 밝혀졌다.

◇ 채취 시기와 이용 부위

가을에 오미자나무의 익은 열매를 따서 햇볕에 말린다.

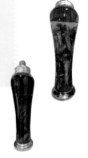

◇ 재료

오미자 *100g*, 소주 *1000ml*, 설탕 *150g*, 과당 *50g*

◇ 만드는 법

오미자를 용기에 넣고 20도짜리 소주를 부은 후에 뚜껑을 덮어 밀봉한 다음 시원한 곳에 보관하면 된다. 침전을 막아주기 위해 5일 동안 매일 1회 이상 용기를 가볍게 흔들어준다.

10일 후에 마개를 열어 술을 천으로 거른 다음에 그 술을 다시 용기에 붓고 설탕과 과당을 넣어 충분하게 녹인다. 여기에다가 생약 찌꺼기 1/10을 다시 용기 속에 넣고 밀봉하여 보관한다. 1개월 후에 마개를 열어 술을 천이나 여과지로 걸러내면 술이 완성된다. 완성된 술은 아름다운 적갈색을 띠며, 특이한 향과 산뜻한 신맛이 어우러진 맛을 낸다.

◇ 복용법

1회 20*ml*, 매일 3회 식전 또는 식사 사이에 마신다.

오미자나무의 한방 이용법

●

생약명은 오미자(伍味子)이며, 익은 열매를 말린 것이다.

◇약성

맛은 시고 성질은 따뜻하다.

◇ 생약의 효능

자양, 강장, 진해, 수한(收汗), 지사, 거담

- 폐 질환으로 인한 기침, 유정, 음위, 식은땀, 구갈, 만성 하리, 급성 간염의 치료

◇생약 이용법

- 말린 약재를 1회 1~4g씩 뭉근하게 달이거나 가루내어 복용한다.
- 오미자 15g, 숙지황 30g, 마 15g, 산수유 15g, 복신 · 택사 · 목단피 각각 11g을 섞은 신기환은 폐와 신장이 허하여 기침이 나고 숨이 찬 데 쓴다. 1회에 3~10g씩 하루 3번 먹는다.
- 오미자 10g, 작약 12g, 감국 8g을 섞은 오미자탕은 고혈압에 효과가 있다. 달여서 하루 3번 나누어 먹는다.

- 오미자 · 천궁 · 행인 · 마황 · 진피 · 감초 · 빙당 각 6g씩을 섞어 달여서 기관지천식에 쓴다. 1회 200㎖씩 하루에 2번 복용한다.
- 오미자 150g을 가루내어 소주에 일주일 정도 담가 우려내어 신경증(노이로제)에 쓴다. 1회 1숟가락씩 하루에 2번 복용한다.
- 알코올 중독증에는 오미자를 1회 5~7g씩 달여서 하루에 2~3회씩 4~5일 복용한다.
- 냉증, 저혈압, 불면증에는 약재를 소주(35도, 10배량)에 담가 2~3개월 숙성시킨 오미자술을 쓴다. 매일 자기 전에 1잔 정도 마신다.
- 오미자를 임상에 쓸 때 가래가 있고 기침하는 데는 반하를, 한사에 상하여 기침하는 데는 건강을, 온몸이 나른한 데는 인삼 · 단너삼을, 새벽 설사에는 오수유를 섞는다.

주의

심한 흥분 상태, 전간, 위 · 십이지장궤양, 뇌압이 높을 때, 동맥압이 매우 높거나 혈압이 급격히 변하는 고혈압 환자에게는 이 약을 쓰지 않는다. 오미자는 둥굴레와 배합 금기이다.

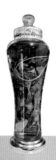

위산분비 억제, 위산과다의 위통,
손발의 통증에 탁월한 효과가 있는

오징어술

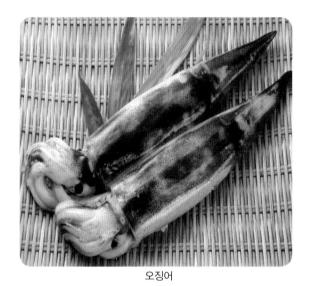

오징어

　오징어는 우리나라에서 가장 값싸고 손쉽게 구할 수 있는 식품
인데 비하여 그 약효는 널리 알려져 있지 않다. 오히려 요즘에 와
서 오징어에 콜레스테롤이 많이 함유되어 있다고 해서 기피 식품
으로 취급되고 있는 실정이다. 구운 오징어와 굽지 않은 오징어를
같이 사용하는 것은, 그 약효가 조금씩 차이가 있어 각기 다른 효

능을 동시에 얻을 수 있기 때문이다. 오징어를 이용한 약술을 가정상비약으로 만들어두면 여러 모로 쓰임새가 있다.

◇ 약술의 효능

염증과 통증을 진정시켜 준다. 또한 차멀미에 오징어를 씹으면 좋은 효과를 볼 수 있기 때문에, 여행갈 때 오징어를 준비하는 것도 지혜라고 할 수 있다.

◇ 만드는 법

오징어의 다리를 떼어낸 다음 3마리를 잘게 찢어서 다리와 함께 유리병이나 항아리 속에 넣는다. 그 위

◇ 재료

구운 오징어 1 마리,
마른 오징어 2 마리,
청주는 준비한 재료의 3배.

에 청주를 부어서 밀봉시킨 다음에 햇볕이 들지 않는 냉암소에서 3개월 이상 숙성시킨다.

오징어는 용기에 오랫동안 담가둘수록 엑기스가 많이 빠져나오기 때문에 용기에서 오징어를 건져내지 않고 그대로 넣어둔 채 사용하는 것이 효과를 최대한 높일 수가 있다.

◇ 복용법

구수한 맛이 독특하고 향 또한 좋아 온 가족이 즐길 수 있는 약술이다. 술을 못 마시는 사람은 저녁 식사 후 소주잔 한 잔 정도를 한소끔 끓여서 알코올 성분을 없앤 뒤 마시면 된다. 술을 즐길 수 있는 사람은 식전과 저녁에 소주잔으로 한 잔 정도 마신다.

노인의 요각통, 무월경, 월경통,
관절동통, 손발 저림에 효과를 볼 수 있는

우슬술

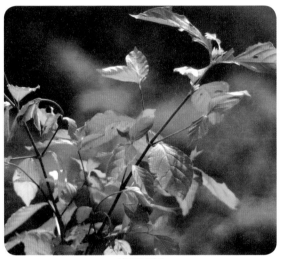

쇠무릎 전초

쇠무릎의 생약명은 '우슬'인데 비름과 여러해살이풀로 산지의
숲 속이나 들에서 50~100cm 자란다. 줄기는 네모지고 곧게 서며
마디가 두드러진다. 잎은 마주나고 양끝이 좁은 장타원형이다. 꽃
은 8~9월에 녹색으로 피고 줄기 끝에 수상화서로 달리며 꽃잎은
5장이다. 열매는 장타원형 포과이고 9월에 익는다. 어린 잎을 나

293

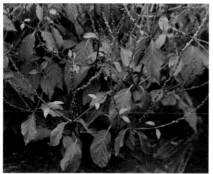
쇠무릎 열매

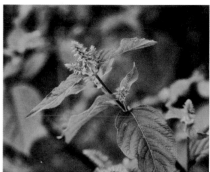
쇠무릎 꽃

물로 먹는다.

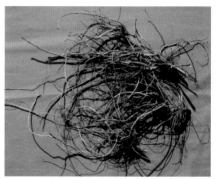
쇠무릎 뿌리

쇠무릎의 생약명인 '우슬'이란 이름의 유래는 줄기의 마디가 구부러져 있는 모양이 소의 무릎과 비슷해서 붙여진 이름으로, 약으로 쓰는 부분은 뿌리 부분이다.

◇ 약술의 효능

우슬술은 자궁을 흥분시키고 수축을 강하게 한다. 상반신의 피를 아래쪽으로 유인하고 요퇴부의 동통을 줄인다. 노인의 보약으로 효과적이며, 쇠약해지는 정력을 되살리고 하반신의 기능을 강화하여 노인성 무력증을 치료한다. 성기능이 쇠퇴한 노인의 요각통, 부인의 무월경, 월경통 등에도 많이 쓰인다. 다리, 허리, 하복부를 충실하게 하고 힘이 나게 하므로 나이가 많은 사람에게 가장 적합한 약술이다.

◇ 채취 시기와 이용 부위

이른봄이나 늦가을에 쇠무릎의 뿌리를 캐내어 잔뿌리를 제거하고 햇볕에 말린다.

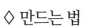

◇ 재료

우슬 150g, 소주 1000ml, 설탕 150g

◇ 만드는 법

잘게 부순 우슬을 용기에 넣은 후에 25도짜리 소주를 붓는다. 그다음 뚜껑을 덮은 후에 밀봉하여 시원한 곳에 보관하면 된다. 침전을 막기 위해 5일 동안 매일 가볍게 용기를 흔들어준다.

10일이 지나면 개봉하여 천이나 여과지로 찌꺼기를 걸러내고 술만을 다시 용기에 붓는다. 여기에다가 생약 찌꺼기 약 1/10을 다시 넣고 설탕을 가미한 다음 밀봉하여 시원한 곳에 보관한다.

1~2개월 후 마개를 열고 천이나 여과지로 술을 걸러내면 완성된다. 완성된 술은 적갈색의 독특한 맛을 지니고 있다.

◇ 복용법

1회 20ml, 매일 2회 아침 저녁으로 식사 전에 마신다.

쇠무릎의 한방 이용법

●

생약명은 우슬(牛膝)이며, 뿌리를 말린 것이다.

◇ 약성

맛은 쓰고 시며 성질은 평(平)하다.

◇ 생약의 효능

정혈, 이뇨, 통경, 진통 산어혈

- 소변불리, 임질, 혈뇨, 월경폐지, 산후어혈에 의한 복통, 무릎의 통증, 옹종, 타박상의 치료

◇ 생약 이용법

- 주치증에 우슬을 1회 2~6g씩 달이거나 가루내어 복용한다.
- 어린이의 야뇨증에는 쇠무릎 뿌리를 1회 8~10g 달여서 복용한다.
- 우슬 12g, 생강 12g, 황기 6g, 백작약꽃 6g, 계지 6g, 대추 6g을 섞어 달인 황기오물탕은 갱년기 이후의 노화 현상으로 무릎이 시릴 때 쓴다. 10일 이상 하루 3번에 나누어 식후에 복용한다.
- 우슬 75, 창출 225, 황경피 150을 섞어 만든 삼묘환은 습열로 다리를 쓰지 못할 때 쓴다. 1회 3~4g씩 하루에 3번 복용한다.
- 벌레에 물렸을 때에는 생잎을 찧어 즙을 내어 환부에 바른다.

발기부전, 허리와 다리의 냉통,
청력쇠약, 통변에 좋은 효과를 볼 수 있는

육종용술

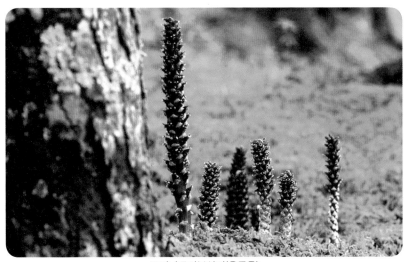

오리나무더부살이(육종용)

오리나무더부살이의 생약명이 육종용이다. 오리나무더부살이
는 열당과 한해살이더부살이풀로 두메오리나무의 뿌리에 기생하
며 키 15~30cm 자라고, 삼각형 비늘잎이 밀생하여 껍질을 이룬
다. 꽃은 7~8월에 암자색으로 피고 원줄기 끝에 수상화서로 달린
다. 열매는 삭과이다. 전초를 약재로 쓴다.

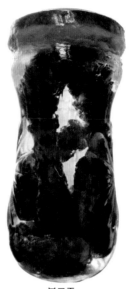

불로주

    양귀비를 비롯한 중국 역대의 황후, 궁중의 궁녀들이 몰래 애용하였다고 전해진다. 강장·강정을 목적으로 하는 처방에 쓰이는 대표적인 보정제(補精劑)이다.

◇ 약술의 효능

    발기부전, 허리와 다리의 냉통 등에 효과적이고, 성기능을 충실하게 하는 비약으로 손꼽힌다. 장기간 복용해도 부작용이 없다.

◇ 채취 시기와 이용 부위

    여름에 꽃이 필 때 전초를 채취하여 바람이 잘 통하는 그늘에서 말린다.

◇ 재료

육종용 150g, 소주 1000ml, 설탕 100g, 미림 50ml, 벌꿀 50ml

◇ 만드는 법

잘게 썬 육종용을 용기에 넣은 후에 25도짜리 소주를 붓는다. 그리고 공기가 통하지 않게 뚜껑을 덮어 밀봉하여 시원한 곳에 보관하면 된다. 침전을 막기 위해 처음 4~5일은 매일 가볍게 용기를 흔들어준다.

7일이 지난 후에 마개를 열어 건더기를 천으로 걸러내어 버리고 술만 다시 용기에 붓는다. 그런 후에 설탕과 미림과 벌꿀을 넣어 충분히 녹인다. 여기에다가 생약 찌꺼기 1/10을 다시 용기에 넣고 밀봉하여 시원한 곳에 보관한다.

1개월 후에 마개를 열어 남아 있는 건더기를 천이나 여과지로 걸러내면 완성된다. 술은 흑갈색을 띠며 특이한 향기와 달콤한 맛을 가지고 있다.

◇ 복용법

1회 20ml, 매일 2~3회 식사 전이나 공복일 때 또는 식사 사이에 마신다.

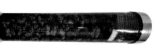

오리나무더부살이의 한방 이용법

●

생약명은 육종용 또는 초종용이라고 하며, 전초를 말린 것이다.

◇ 약성

맛은 달고 성질은 차다.

◇ 생약의 효능

보신(補腎), 자양, 윤장, 지혈

- 변비, 신장염, 유정, 양위, 조루, 불임, 요슬산통, 방광염, 방광출혈
의 치료

◇ 생약 이용법

- 주치증에 육종용 6~10g을 물 300㎖로 1/3이 되도록 달여서 1/3
씩 나누어 하루 3번 복용한다.
- 오리나무더부살이의 생뿌리를 술에 담가 복용하면 자양, 강장의
효과를 볼 수 있다. 이 술을 불로주(不老酒)라고 한다.

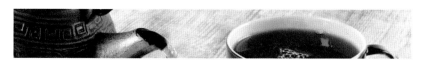

찾아보기